# Wunderpflanze Zistrose

Christopher Weidner

# Wunderpflanze Zistrose

## Die unglaublichen Heilerfolge mit Cystus

KOPP VERLAG

1. Auflage Oktober 2011
2. Auflage November 2011
3. Auflage Dezember 2012
4. Auflage August 2014
5. Auflage Januar 2016
6. Auflage Juli 2017
7. Auflage Oktober 2019
8. Auflage November 2021



Lektorat: Lektoratsbüro Wille – Ulrich Wille
Umschlaggestaltung: Angelika Unterreiner

Umschlagfotos: Cistusblüte © Jordi Farres – Fotolia, Teetasse © dusk – Fotolia,
Utensilien © Jan Prchal – Fotolia, Cremes © Subbotina Anna – Shutterstock
Fotos im Inhalt: S. 5 © Jordi Farres – Fotolia, S. 10 © csp – Shutterstock,
S. 66 © AlessandroZocc – Shutterstock, S. 87 © Todd Boland – Shutterstock,
S. 95 © silencefoto – Fotolia

ISBN 978-3-86445-013-6

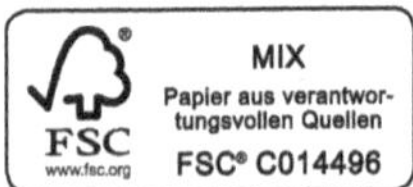


*Gerne senden wir Ihnen unser Verlagsverzeichnis*
Kopp Verlag
Bertha-Benz-Straße 10
72108 Rottenburg
E-Mail: info@kopp-verlag.de
Tel.: (0 74 72) 98 06 - 10
Fax: (0 74 72) 98 06 - 11

*Unser Buchprogramm finden Sie auch im Internet unter:*
www.kopp-verlag.de

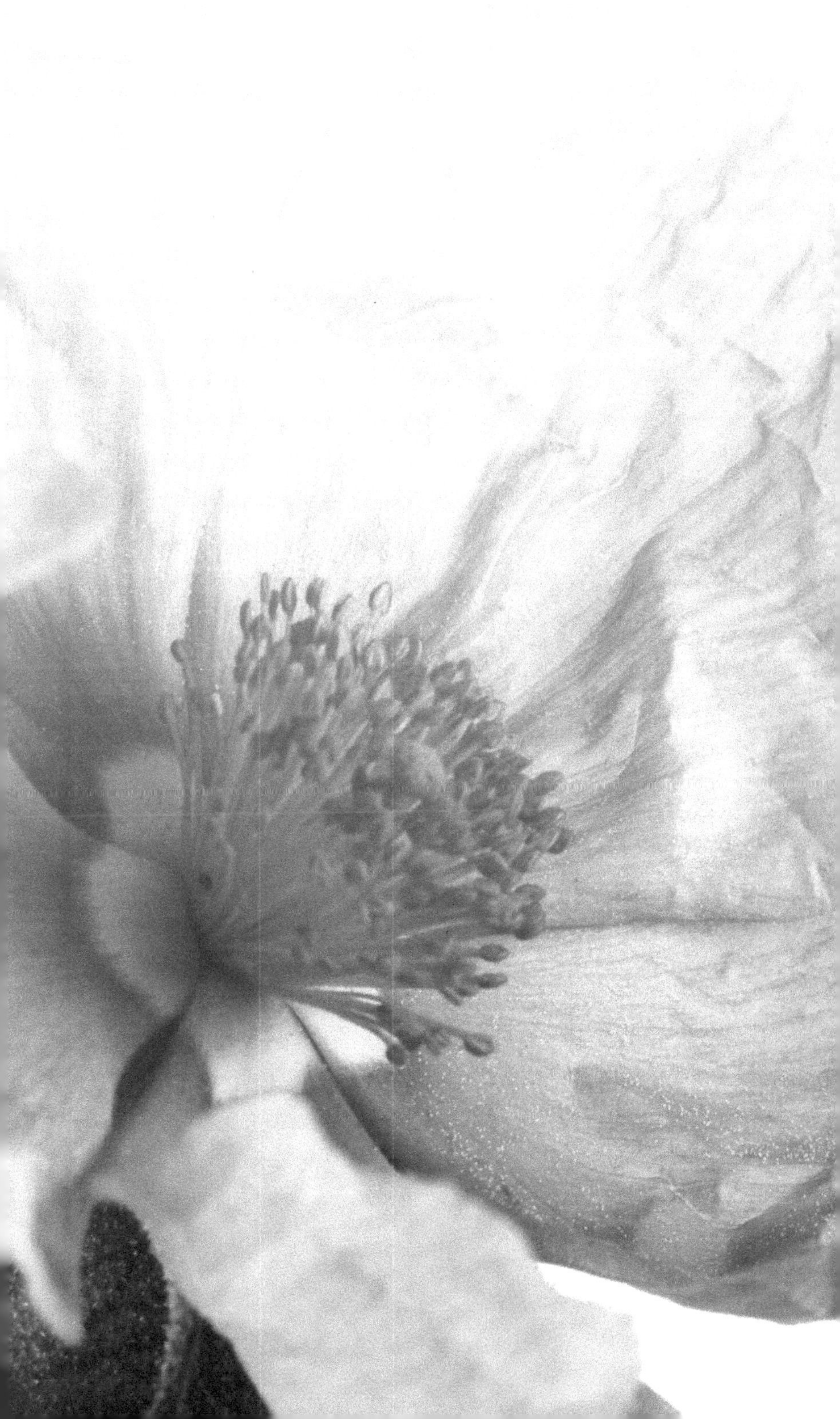

# Inhalt

# Einleitung

Dieses Buch verfolgt zwei Ziele. Zum einen geht es darum, eine Heilpflanze vorzustellen, deren Name im Zusammenhang mit der jüngst geschürten Angst vor der sogenannten Schweinegrippe und der Vogelgrippe immer wieder durch die Medien geisterte und an die sich viele teils unseriöse Heilsversprechen knüpften: Cistus incanus, die Graubehaarte Zistrose, oder auch kurz Cistus genannt. Es geht um Aufklärung über die wirklichen Fähigkeiten dieser Pflanze, darum, sie ins richtige Licht zu rücken, damit sich jeder selbst ein Bild machen kann, was er von dieser Pflanze erwarten kann und was nicht. Cistus incanus ist eine in der Tat erstaunliche Pflanze, aber die vielen ins Wunderbare verzerrten Behauptungen, die auf Internetseiten dubioser Hersteller von Cistus-Präparaten zu werbewirksamen Slogans verarbeitet werden und die in zahlreichen Internetforen von Betroffenen unreflektiert übernommen werden, geben Anlass zur Sorge, dass die Fakten in einem Sumpf von Aberglaube und falschen Versprechungen untergehen. Die Ergebnisse der aktuellen Forschungen verdienen unsere ganze Aufmerksamkeit, doch der Geschäftemacherei mit der Angst soll Einhalt geboten werden. Cistus kann vieles, aber nicht alles. Das, was es kann, kann es sehr gut, aber niemand sollte glauben, ein Allheilmittel in den Händen zu halten. Wer sich dessen bewusst bleibt, sich seinen kritischen Verstand bewahrt und zugleich offen bleibt für die Möglichkeiten, die uns diese Heilpflanze gewährt, der kann für sich und seine Familie einen wichtigen Beitrag in der individuellen Gesundheitsvorsorge leisten.

Damit sind wir auch schon bei dem zweiten Ziel. Nicht nur die Eigenschaften von Cistus incanus grenzen ans Wunderbare, auch die Geschichte seiner Erforschung und der Entwicklung von wirkungsvollen Präparaten aus dieser Pflanze gibt Anlass, sich zu wundern. Denn es ist teilweise schlichtweg nicht zu fassen, wie die Forschung und die seriöse Vermarktung dieses Krauts von Behörden und der Pharmaindustrie boykottiert und systematisch unterminiert wurden und werden. Wenn wir die Faktenlage über die Wirksamkeit von Cistus incanus nüchtern analysieren, dann können wir nur zu dem Schluss kommen, dass diese Pflanze eine kleine Revolution in der Gesundheitsvorsorge jedes Einzelnen darstellt. Zum ersten Mal ist uns ein rein pflanzliches Heilmittel in die Hand gegeben, dass uns vor den Gefahren weltweiter Grippeepidemien schützen kann. Es ist frei von Nebenwirkungen und kostengünstig und kann von jedem frei erworben werden. Doch die Politik scheint das nicht zu interessieren, und die Pharmakonzerne sehen darin lediglich Konkurrenz. Die Behörden tun alles, damit wir nicht selbst entscheiden können, auf welche Weise wir für unsere Gesundheit sorgen können. Doch längst haben die jüngsten Vorfälle rund um die Schweinegrippe, bei der Milliarden an Steuergeldern für teure Medikamente verbrannt wurden, und das undurchsichtige Gebaren von Politikern, die so deutlich wie noch nie am Tropf der Pharmalobby hängen, unser Vertrauen erschüttert. Das mussten wir erleben, als die von allen Seiten geschürte Hysterie vor einer neuen Pandemie bei der Bevölkerung nicht fruchtete und sich am Ende tatsächlich als Bluff herausstellte.

Umso wichtiger ist es jetzt, dass wir alles tun, um uns selbst zu schützen.

Der erste Schritt dahin ist Information. Sie macht uns unabhängiger von dem sogenannten Wissen der Experten, und damit gibt sie uns ein Stück der Verantwortung zurück, die wir vorschnell in die Hände derer gelegt haben, die immer offensichtlicher gar nicht unsere Gesundheit im Auge haben, sondern unseren Geldbeutel und ihren eigenen Machterhalt. Die Naturheilkunde findet in der Bevölkerung eine immer breitere Akzeptanz, und das nicht ohne Grund. Sie knüpft an ein Wissen an, das nicht in den Labors entstanden und damit dem kritischen Zugriff des Einzelnen entzogen ist, sondern aus jahrhundertealter Tradition erwachsen ist. Sie erlaubt es uns, uns selbst ein Bild zu machen, wir müssen nicht nur blindlings vertrauen, wir können selbst

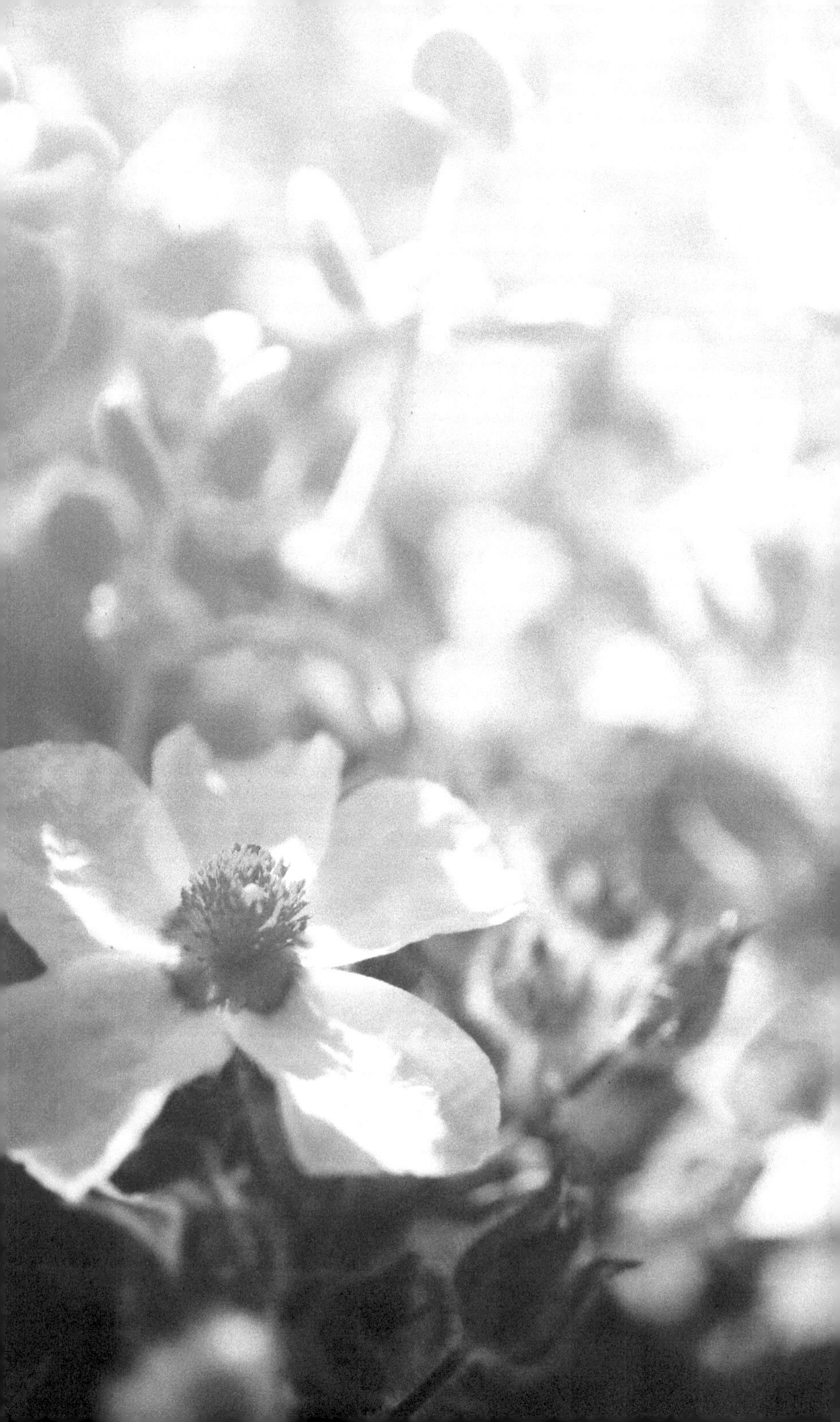

prüfen. Dabei ist die Naturheilkunde alles andere als ein einfacher Ersatz für die Chemiekeulen der Pharmaindustrie, nach dem Motto: »Jetzt nehme ich halt was Pflanzliches.« Sie ist vielmehr der Weckruf zu einem gesünderen Lebensstil, einem Umdenken im Umgang mit den natürlichen Ressourcen unseres Planeten, einem ganzheitlicheren Verständnis der Wechselwirkungen des Lebens. Naturheilkunde will uns nicht weiter entmündigen, sondern uns die Verantwortung für unseren Körper und seine Gesundheit zurückgeben – mit allen Vorteilen und Nachteilen. Die Vorteile liegen auf der Hand: Wir werden als freie und selbstbestimmte Wesen behandelt, die wieder lernen, auf die Signale des Körpers zu hören. Die Nachteile bestehen im Grunde darin, dass wir unsere Bequemlichkeit aufgeben und umdenken müssen. Die Frage ist doch, ob wir weiterhin bereit sein sollten, den Preis für diese Bequemlichkeit zu zahlen – und das ist kein geringerer als unsere Gesundheit und unsere Freiheit.

# Cistus incanus – Wunder der Macchie

Dort, wo sich der wildwürzige Duft der Macchie über die mit niedrigen, dichten Büschen bedeckte Landschaft am Mittelmeer legt, ist ihre Heimat: die Graubehaarte Zistrose mit ihren rosaroten Blüten, nach ihrem botanischen Namen – *Cistus incanus* – auch kurz *Cistus* genannt. Die Macchie, vom italienischen Wort *macchia* für »Gebüsch«, ist typisch für das sonnenreiche mediterrane Klima mit seinen sommerlichen Trockenperioden und den ergiebigen Winterregen. Die Vegetation hat sich dort in ihrer Physiognomie den langen Dürrephasen gut angepasst und vor allen Dingen kleine, steife, langlebige bis immergrüne Blätter ausgebildet. Auch die Zistrose fühlt sich hier wohl, denn sie liebt Licht und Wärme, mag die unberührten Böden, reich an Magnesium. Sie wächst als buschiger Zierstrauch, robust und widerstandsfähig, perfekt angepasst an dieses auf seine Weise unwirtliche Klima. Sie ist ein wahrer Überlebenskünstler, denn hier toben immer wieder Waldbrände, die alles vernichten. Die Natur erholt sich schnell wieder, und es sind Pionierpflanzen wie die Zistrose, die nach diesen vorüberziehenden Katastrophen der Landschaft wieder neues Leben geben, denn sie gehört zu den ersten Pflanzen, die den in Asche liegenden Boden wieder besiedeln. Dies hat die Zistrose ihrem feuerfesten Wurzelwerk zu verdanken, das die Brände übersteht.

Diese an sich unauffällige, aber umso ungewöhnlichere Pflanze ist seit Jahrtausenden als Heilpflanze bekannt. Doch erst in den letzten Jahren hat sie im Zusammenhang mit ihrer Heilwirkung bei Vogel- und Schweinegrippe kurzfristig mediale Aufmerksamkeit erregt. Dennoch ist sie weiten Kreisen der Bevölkerung immer noch unbekannt, trotz ihrer erstaunlichen Eigenschaften, die sie zu einer naturheilkundlichen Revolution machen könnten. Warum sie bis heute, trotz der gut erforschten Wirkung, den Durchbruch nicht geschafft hat, und warum selbst viele Heilpraktiker, geschweige denn Ärzte, diese wundervolle Heilpflanze noch nicht in ihr ständiges Repertoire aufgenommen haben, sie oft genug nicht einmal kennen, kommt nicht von ungefähr und wird zu beleuchten sein. Fest steht, dass dieses Kraut unser Verständnis von moderner Medizin erschüttern könnte, denn es verspricht nichts Geringeres als Gesundung von Krankheiten, die bislang als uneingeschränkte Domäne der pharmazeutisch orientierten Schulmedizin gelten. Mit Cistus ist uns eine Heilpflanze gegeben, die uns ein Stück weit unabhängiger von den Machenschaften der Pharmalobby machen könnte. Doch bevor wir diese gesellschaftliche Sprengkraft untersuchen, sollten wir uns das Wunder der Macchie genauer ansehen.

## Cistus aus botanischer Sicht

Die Graubehaarte Zistrose, Cistus incanus, ist eine der rund zwanzig Pflanzenarten aus der Gattung der Zistrosen. Seinen Beinamen trägt dieser in seiner mediterranen Heimat immergrüne, zwischen 30 und 100 Zentimeter hohe Strauch, weil seine Zweige und Blätter fein behaart sind, was sie oft weniger grün als grau erscheinen lässt. Die genügsame Zistrose benötigt einen kalkigen, sandigen, auch silikathaltigen Boden, wie er in den Garigues und den Macchien rund um das Mittelmeer vorkommt. Hier kann sie in stattlichen Gruppen wachsen und bedeckt bisweilen große Flächen. An den Boden stellt sie keine großen Ansprüche, was Nährstoffe angeht, aber sie liebt die volle Sonne.

## Blätter und Blüten

Die fein duftenden, eiförmig-lanzettlichen Laubblätter sind gestielt, gegenständig angeordnet und werden zwischen drei und 15 Millimeter lang. Sie haben je nach Unterart einen gewellten oder einen glatten Rand und besitzen an der Oberseite eine eingedrückte, an der Unterseite eine erhabene Nervatur. Die wunderschönen rosaroten Blüten, die von April bis Juni erscheinen, erreichen einen Durchmesser von bis zu sechs Zentimetern und stehen einzeln oder in Dolden mit bis zu sieben Blüten. Ihre Kelchblätter sind eiförmig-lanzettlich, lang zugespitzt und ebenfalls behaart. Die fünf Kronenblätter hingegen sind zart und rosarot. Das Blütenblatt entfaltet sich am Morgen und wirkt noch in seiner schönsten Blüte leicht zerknittert. Schon nach wenigen Stunden verliert die Pflanze ihre Blütenblätter wieder. Doch ein einziger Strauch bildet Hunderte von Blüten, die den ganzen Sommer über ihre Schönheit entfalten, sodass sie ununterbrochen blühen kann. Zistrosen sind übrigens ungeachtet ihres Namens und der Ähnlichkeit der Blüten mit unserer Heckenrose nicht mit den Rosengewächsen (Rosaceae) verwandt, sondern bilden eine eigene botanische Familie, die der Zistrosengewächse (Cistaceae).

## Verbreitung der Graubehaarten Zistrose

Während sich die Familie der Zistrosen im gesamten Mittelmeerraum verbreitet hat, spart die Graubehaarte Zistrose die gesamte iberische Halbinsel aus und ist grundsätzlich in den westlichen Ländern des Mittelmeers weniger verbreitet. Dafür gedeiht Cistus incanus vorzüglich an den trockenen Hängen der griechischen Berge. So robust wie die Zistrose ist, kann sie übrigens auch bei uns in Wintergärten oder als Kübelpflanze gehalten werden, ist aber nur bis -10° C winterhart. Die Kultur erfolgt daher am besten im Kübel mit Überwinterung an einem hellen kühlen Ort im Gewächshaus, Treppenhaus, Wohnhaus oder Wintergarten. Entsprechend den Bedingungen ihrer Heimat muss sie eher trocken gehalten werden, Staunässe ist zu vermeiden, und auch mit Dünger muss man sehr sparsam sein.

### Cistus incanus ssp. tauricus

Es gibt viele Arten der Zistrosen, wie bereits erwähnt. Innerhalb der Art der Graubehaarten Zistrosen ragt wiederum die Unterart der Taurischen Zistrose hervor: *Cistus incanus ssp. tauricus*. Diese Pflanze wurde zuerst auf der Krim beschrieben, welche zu römischer Zeit Tauricum hieß – deshalb der Name tauricus. Sie wächst in den Macchien und Garigues auf magnesiumreichen Böden und kennzeichnet damit Standorte mit extremen Lebensbedingungen. In meist trockenen, kargen, windexponierten Lagen, in denen auch Feuer keine Seltenheit ist, wächst sie zusammen mit anderen typischen Pflanzen der mediterranen Heiden. Diese Cistus-Unterart blüht immer purpur-rosa.

Diese Unterart der Cistus incanus ist besonders bedeutsam für die Heilkunde und zumeist die Grundlage für naturmedizinische Anwendungen. Sie wird nur in bestimmten Gegenden Griechenlands gefunden und genutzt. Der Standort der Pflanze mit seinen besonderen klimatischen und geologischen Bedingungen scheint sich hier auszuwirken, wie zum Beispiel auf der Halbinsel Chalkidiki. Als traditionellen Haustee finden wir die Taurische Zistrose daher nur dort, auch wenn sie in anderen Ländern des Mittelmeers ebenfalls wächst. Tatsächlich scheint diese Varietät besonders reichhaltig an Wirkstoffen zu sein. Wenn wir also im Folgenden von Cistus sprechen, ist in erster Linie diese Unterart gemeint.

Doch selbst diese Unterart von Cistus incanus ist polymorph. Das heißt: Scheinbar gleiche Pflanzen besitzen vollkommen unterschiedliche biochemische Inhaltsstoffe. Entscheidend sind hier neben den natürlichen Faktoren wie dem Standort auch der Zeitpunkt und die Art der Ernte. So kommt es, dass eine besondere Varietät als Arzneipflanze besonders herausragt.

## CYSTUS 052® – Cistus incanus ssp. Pandalis

In Glandorf am Fuße des Teutoburger Waldes finden wir den Mann, welcher der Zistrose zu ihrem gegenwärtigen Aufstieg verhalf: den griechischen Biologen Dr. Georgios Pandalis, lange Jahre medizinisch-wissenschaftlicher Leiter eines großen Pharmakonzerns. Als er 1986 seine Vorgesetzten davon überzeugen wollte, eine Produktreihe zu entwickeln, die rein auf natürlichen Wirkstoffen basiert, erntete er nur Ablehnung. Schon immer hatte Dr. Pandalis Zweifel an der synthetisch ausgerichteten Medikamenten-Palette mitsamt ihren Nebenwirkungen, jetzt aber wurde ihm klar: Wenn er etwas ändern wollte, musste er es selbst in die Hand nehmen. Er kündigte und beschloss, sich selbstständig zu machen.

Mittlerweile hat das mittelständische Unternehmen Dr. Pandalis GmbH & Co. KG zahlreiche Produkte auf den Markt gebracht, die auf der Basis eigens in Auftrag gegebener Forschungen entwickelt wurden.

Etliche Millionen Euro hat Dr. Pandalis in das, was er »urheimische

Medizin« nennt, investiert. So gelang es ihm und seinem Team, die Wirkung einer speziellen Unterart von Cistus incanus bei der Abwehr von grippalen Infekten zu belegen, nachdem man noch bis in die achtziger Jahre davon ausgegangen war, dass Cistus lediglich äußerlich bei Hautproblemen wirksam und innerlich bei Durchfallerkrankungen nützlich sei.

Diese Unterart unterscheidet sich für das ungeübte Auge kaum von anderen Unterarten der Heilpflanze. Doch ihr Gehalt an komplexen, großen Polyphenolen (sogenannten »hochpolymeren Polyphenolen«) ist einzigartig. Diese Pflanze wird von dem Gemeinschaftlichen Sortenamt der Europäischen Union als neuentdeckte Varietät Cistus incanus PANDALIS® geführt. Nach dem gemeinschaftlichen Sortenschutz der EU ist diese Art auch für die Zukunft nachhaltig geschützt. Auf der Basis von Cistus incanus Pandalis® entwickelte Dr. Pandalis das Extrakt Cystus 052®, dessen besonders große Moleküle in der Lage sind, Viren, Bakterien und Schwermetalle zu umhüllen und gewissermaßen auf physikalischem Wege unschädlich zu machen.

## Cistus als traditionelle Heilpflanze

Cistus ist eine alte Heilpflanze der griechischen Volksmedizin und wird dort schon seit Jahrhunderten auf vielfältige Weise eingesetzt, ob bei Juckreiz oder zur Desinfektion von Wunden. Es wird auch berichtet, dass in manchen Regionen Hebammen Frauen im Kindbett mit einem Sud der Cistuspflanze waschen und so der Gefahr von Kindbettfieber und Infektionen vorbeugen.

Die Anwendung von Cistus lässt sich bis ins 4. Jahrhundert vor Christus verfolgen. Dies ist vor allen Dingen einer botanischen Besonderheit zu verdanken. Die Blätter der Zistrose scheiden nämlich an feinen Haaren eine weiche, wachsartige Substanz aus, welche Ladanum oder Labdanum genannt wird und noch heute gesammelt wird. An heißen Sommertagen wird besonders viel Harz gebildet, sodass einem der Duft schon beim Vorbeigehen in die Nase steigt. Das ölige Harz tritt aus den Blättern und Zweigen, als würde die Pflanze schwitzen.

## Labdanum, das Harz der Zistrose

Das Wort Labdanum leitet sich aus einem syrisch-phönizischen Wort für die Zistrose ab: Dort wurde die Pflanze als »Ladan« bezeichnet, was so viel wie »klebriges Kraut« bedeutet. Schon im Alten Ägypten war Labdanum sehr beliebt. Das Harz wurde unter anderem als Räucherwerk verwendet. Wegen seines an Ambra erinnernden, balsamischen Aromas wurde und wird es noch heute als Rohstoff für die Herstellung von Parfüms eingesetzt. Es fand aber auch als Schönheits- und Heilmittel Verwendung und wurde gegen Bakterien und Pilze eingesetzt. Der Duft des Zistrose-Harzes ist lieblich und erinnert an Honig.

Zu biblischen Zeiten galt dieses Harz als blutstillendes Mittel und genoss daher hohes Ansehen in der Heilkunde. Entsprechend war es seinerzeit ein wichtiges Handelsprodukt. Es heißt, dass sich hinter der Myrrhe als Weihegabe, wie sie die drei Weisen aus dem Morgenland der Überlieferung nach neben Gold und Weihrauch in den Stall zu Bethlehem brachten, in Wirklichkeit Labdanum verbirgt. Damit gehört die Zistrose zu den biblischen Pflanzen und wird dort auch an weiteren Stellen erwähnt. So heißt es in 1. Mose 43,11: »… ein wenig Balsam und ein wenig Honig, Gummi und Harz und Pistaziennüsse und Mandeln«, wobei das erwähnte Harz nichts anderes als Labdanum gewesen ist, das seinerzeit in gedrehten oder spiralförmigen Stücken gehandelt wurde und in Gilead weit verbreitet war, einem biblischen Land, das östlich des Jordans lag. Aus dem Harz der Zistrose gewann man ein goldfarbenes ätherisches Öl, das recht intensiv nach Amber riecht. Außerdem wurde Labdanum als Stimulans und auswurffördernde s Mittel verabreicht und wird noch heute in den Ostkirchen als Weihrauch verwendet, wo es für den typischen starken Geruch in den Gotteshäusern sorgt.

Das wohl berühmteste Gewebe im christlichen Abendland ist das im Turiner Dom aufbewahrte Grabtuch. Viele Menschen glauben, die schemenhafte Menschenabbildung des Tuches sei entstanden, als Jesus Christus nach der Kreuzigung in dieses Tuch gehüllt zu Grabe gelegt wurde. Die Wissenschaft forscht seit über 100 Jahren mit oft kontroversen Ergebnissen über das Leichentuch. Selbst die Biologie ist davon nicht ausgenommen: Vor rund 40 Jahren wurden auf dem berühmten Turiner Grabtuch erstmals winzige Pflanzenreste und Pollen gefunden. Unter den Pflanzenresten wurden auch Zistrosenpollen entdeckt. Dies belegt: Zistrose wurde neben ihrem heilkundlichen Aspekt auch rituell verwendet, bei Geburten und auch bei Beerdigungen.

Die Gewinnung dieses Harzes war ein recht mühseliges Unterfangen. Der griechische Gelehrte Dioskurides berichtet, wie die Hirten ihre Ziegen durch das Zistrosendickicht trieben, wobei das klebrige Harz der Pflanze an deren Haaren hängenblieb. Dann kämmte man die Harzklümpchen entweder aus dem Fell der Tiere oder schnitt ihnen das harzverklebte Fell kurzerhand ab, warf es in kochendes Wasser, sodass das wertvolle Harz sich lösen konnte und, weil es leichter als Wasser ist, schließlich auf der Wasseroberfläche schwamm, von wo es leicht abgenommen und weiterverarbeitet werden konnte. Auf Kreta zieht man bis heute Stricke oder dünne Lederriemen durch die Zistrosenbüsche, um das klebrige Harz damit aufzufangen.

## Labdanum als Heilmittel

In der Antike wurde Labdanum wie ein universelles Heilmittel eingesetzt. Nicht nur zur Beschleunigung der Wundheilung, sondern auch als Zusatz zu hustenstillenden Arzneien und als Mittel gegen Haarausfall und Hautkrankheiten aller Art. In Wein gelöst soll es Durchfall lindern, und im Mittelalter glaubte man, es könne sogar gegen die Pest helfen. Sicher wurde nicht nur dem Harz, sondern auch dem blühenden Kraut Aufmerksamkeit geschenkt, und wir können davon ausgehen, dass seit dieser Zeit die Graubehaarte Zistrose auch als Haus- und Genusstee und natürlich auch als Heiltee verwendet wird. In Chalkidiki, einer der Halbinseln des griechischen Festlands, die mit ihren drei Fingern zwischen dem Thermaischen und dem Strymonischen Golf wie der Dreizack des Meeresgottes Poseidon in das Mittelmeer ragt, war der aromatische Zistrosentee bis ins letzte Jahrhundert hinein ein täglicher Begleiter und wurde immer und überall gerne getrunken. Die oberirdischen Pflanzenteile werden noch heute traditionell von Hand gepflückt und dann an der Luft getrocknet, unterstützt durch die ständige Meeresbrise. Diese Tradition ist leider durch die Einflüsse »modernerer« Getränke nach und nach abgeklungen.

## Pflanze der Göttinnen und Götter

Eine schöne Sage, die noch immer in Chalkidiki gerne erzählt wird, verweist auf den besonderen Charakter von Cistus incanus:

*Einst versammelten sich die Götter auf dem Olymp, um darüber zu entscheiden, welchen Pflanzen welche Heilwirkungen zuzusprechen seien. Schließlich kam die Reihe an die Zistrose. Da ihre Blätter von eben jenem*

*Harz überzogen waren, übertrug man ihr die Aufgabe, die Wunden der in den Schlachten verletzten Krieger zu heilen. Doch damit wollten sich die Göttinnen nicht zufriedengeben. Sie sahen die wunderschönen rosafarbenen Blüten und schlossen daraus, dass die wahre Berufung der Pflanze die Schönheitspflege sei. Überdies sollte sie die Frauen beim Gebären schützen und sie vor allen Krankheiten und Gefahren feien, die während dieses Vorgangs drohen. Schon wollte ein Streit darüber entbrennen, wer nun Recht bekäme. Da mischte sich die Zistrose selbst ein, wandte sich an Göttinnen und Götter gleichermaßen und versprach, beide Aufgaben zu erfüllen. Dieses Versprechen hat sie bis heute eingehalten.*

## Zistrose in der Volksmedizin

Sehr wahrscheinlich entdeckte man die besondere Kraft der Zistrose, indem Hirten ihre Ziegen beobachteten, die immer dann Zistrose fraßen, wenn sie krank waren – eine Pflanze, die sie normalerweise stehen lassen. Bald übertrug man den sich einstellenden Heilerfolg auch auf den Menschen, weil man, wie für viele naturnahe Kulturen belegt, davon ausging, dass Tiere instinktiv das Richtige tun, um Heilung zu finden.

Tatsächlich ist die Zistrose ein hervorragendes Hausmittel und wird seit Langem sowohl innerlich als auch äußerlich bei Gesundheitsstörungen angewandt, vor allen Dingen rund um Haut und Haar. Es strafft die Haut, wirkt adstringierend und lässt die Haut glatter erscheinen, wirkt also Fältchen entgegen. Schon lange ist in der griechischen Volksmedizin, in der Zistrose naturgemäß eine große Rolle spielt, die Juckreiz stillende Wirkung bekannt. Sie kommt daher bei Allergien zum Einsatz, aber auch bei Hämorrhoiden und bei bakteriellen Infektionen an Wunden. Bei entzündlichen Hauterkrankungen, zur Wundheilung, für Hautwaschungen der Wöchnerinnen zur Vorbeugung von Infektionen äußerlich angewendet und bei Durchfallerkrankungen innerlich erzielt der Teeaufguss gute Erfolge. Die häufigste Anwendung findet die Zistrose jedoch nach wie vor als erfrischender und bekömmlicher Genusstee.

## Wie Cistus wirkt

Die moderne Naturheilkunde hat Cistus entsprechend für sich entdeckt und kann die überlieferten Heilwirkungen nicht nur bestätigen, sondern hat das Spektrum der Wirksamkeit auf einige andere Gebiete der Gesundheitsvorsorge und Heilung ausgedehnt. Bei allem entzündlichen Geschehen auf der Haut und auf den Schleimhäuten, von Akne bis zu Mandelentzündung, hat sich die Gabe von Zistrose bewährt. Die antigripppale Wirkung wird ebenso genützt wie die Wirksamkeit bei Pilzerkrankungen aller Art. Man ist sich einig: Cistus unterstützt die Entgiftungsprozesse im Körper, entschlackt und regeneriert die Hautzellen und darüber hinaus wahrscheinlich auch die Zellen des gesamten Organismus. Auch bei Allergien wurden positive Ergebnisse erzielt. Cistus ist aber nicht nur bei akuter Gesundheitsbedrohung nützlich, sondern stabilisiert den Organismus ganz allgemein. Wer regelmäßig Cistus zu sich nimmt, fühlt sich auf Dauer fitter und regeneriert sich nach Belastungen schneller. Die Forschungen hierzu halten noch an, aber die bisherigen Ergebnisse sind äußerst vielversprechend.

Im Vergleich zur Anwendung in der Antike hat sich das Spektrum der Möglichkeiten der Zistrose erheblich erweitert. Schon damals wurden einige Zistrosenarten aufgrund ihrer keimtötenden Wirkung gegen Bakterien, Pilze und Viren eingesetzt. Neuere Forschungen zeigen jedoch, dass insbesondere die Unterart Cistus incanus ssp. tauricus und hiervon die biochemische Varietät Cistus incanus PANDALIS® auch nach modernen wissenschaftlichen Kriterien als Heilmittel tauglich ist.

Zusammengefasst wissen wir heute: Cistus incanus ssp. tauricus

- wirkt entgiftend,
- wirkt antiallergisch,
- ist ein äußerst wirkungsvoller »Radikalenfänger« durch die antioxidative Wirkung (deutlich wirksamer als Vitamin C oder Vitamin E),
- wirkt antibakteriell, antiviral und pilzhemmend,
- hemmt Entzündungen und desinfiziert.

Dies erlaubt einen vielfältigen Einsatz bei ganz unterschiedlichen Erkrankungen.

## Cistus wirkt antimikrobiell

Der antimikrobiellen Wirkung von Cistus kommt in der Heilkunde eine besondere Bedeutung zu. Sie konnte in Laboruntersuchungen mehrfach nachgewiesen werden. Hervorzuheben ist vor allen Dingen die gute bis starke Hemmung von Hefepilzen wie *Candida glabrata*, die den Urogenitalbereich angreift und *Candida krusei*, die einerseits industriell zur Fermentation genutzt wird, andererseits aber auch Infektionen der Haut und der Schleimhäute auslöst. Ebenso lässt sich die Hemmung verschiedener Bakterienarten belegen, zum Beispiel des Darmbakteriums *Escherichia coli*, das Durchfälle, Harnwegsinfekte, Bauchfellentzündungen und Hirnhautentzündungen bei Neugeborenen auslösen kann. Auch das Kariesbakterium *Streptococcus mutans* und das den Magen befallende *Helicobacter pylori*, das dort Magengeschwüre und Magenschleimhautentzündung auslösen kann, werden gehemmt.

Tatsache ist, dass eine vergleichbar vielseitige und gute Wirkung eines Wirkstoffes aus einer Pflanze sowohl auf Pilze als auch auf Bakterien sonst kaum zu finden ist. Noch vor wenigen Jahren galt die Behauptung, es könne eine Heilpflanze geben, die bei der Bekämpfung von Bakterien ebenso gut helfe wie Antibiotika, als völlig abwegig. Doch genau mit Cistus scheint das Unmögliche möglich zu werden. Während die Chemiekeulen zwar hochwirksam gegen Infektionskrankheiten sein können, kommt es beim gegenwärtigen inflationären Gebrauch immer häufiger zur Resistenzbildung, mit der Folge, dass sie ihre Wirksamkeit verlieren.

Aus diesem Grund sind Antibiotika zur Wachstumsbeschleunigung in der Tiermast seit 2005 in der EU verboten. Über die Nahrungskette kam es immer wieder zu einer unerwünschten Antibiotikabelastung bei Fleischkonsumenten. Doch was nützt ein solches Verbot, wenn es von kriminellen Mastbetrieben ausgehebelt wird, die sich auf illegalen

Kanälen jede beliebige Menge an Antibiotika beschaffen können? Oft wird, wie bei der brutalen Putenmast, eine medizinische Notwendigkeit vorgetäuscht. Doch anstatt gegen die kriminellen Praktiken in den eigenen Reihen vorzugehen, attackiert die Tierzuchtlobby in Gestalt der Berufsverbände, wie dem Deutschen Bauernverband, die Verbraucherschützer. Doch mittlerweile hat sich das Problem so ausgewachsen, dass dies sogar Landwirtschaftsministerin Aigner auf den Plan ruft, die doch ansonsten der Industrie eher wohlgesonnen gegenübersteht: Ab 2011 müssen Pharmaindustrie und Großhändler die abgegebenen Mengen von Tierarzneimitteln zentral melden. Missbrauch von Antibiotika und anderen illegalen Zusatzstoffen wie Hormonen soll auf diese Weise ausgeschlossen werden. Ein Anfang.

Da immer weniger neue Antibiotika entwickelt werden, wird dies über kurz oder lang zu einer schwierigen Lage führen, wenn in der medizinischen Versorgung ausschließlich auf die Macht der Chemie gesetzt wird. »Die Waffe Antibiotika ist zunehmend stumpf geworden«, sagte der Präsident des Robert-Koch-Instituts, Reinhard Burger, anlässlich des Weltgesundheitstages 2011. Nach Ansicht Burgers ist die Entwicklung nicht aufzuhalten, wenn nicht sofort gegengesteuert wird. Schon jetzt mahnen Gesundheitspolitiker, wie der damalige Gesundheitsminister Rösler, und auch Ärzte eindringlich dazu, Antibiotika weniger sorglos, sondern gezielter einzusetzen. Außerdem stehen Antibiotika in Verdacht, Allergien auszulösen und den Darm langfristig zu stören, weil sie nicht zwischen schädlichen und nützlichen Bakterien unterscheiden können, sondern einfach alles töten, was ihnen in die Quere kommt. Es kann dann bis zu sechs Monate dauern, bis sich die Darmflora nach einem Einsatz von Antibiotika wieder regeneriert hat. Dies ist insbesondere deshalb so problematisch, weil der Darm eine wichtige Rolle im Rahmen des Immunsystems spielt. Während der Schwächung der Darmflora stehen also anderen Krankheitserregern Tür und Tor offen.

Anders Cistus: Die Polyphenole, die hauptsächlich für die antibakterielle Wirkung verantwortlich sind, wirken nicht über den Umweg des Darms, sondern unmittelbar vor Ort, also dort, wo Bakterien für Infektionen sorgen. Dies ist vor allen Dingen für Erkältungen, Husten und Mandelentzündungen belegt, deren Infektionen im Mund und Rachen beginnen, wo die Erreger an Ort und Stelle von den Polyphenolen unschädlich gemacht werden können, die beispielsweise durch das Lutschen von Cistus-haltigen Pastillen freigesetzt werden.

### Cistus bindet Schwermetalle

Im Jahre 1999 führte Professor Dr. Siegers von der Universität Lübeck eine Studie durch, um die entgiftende Wirkung von Cistus incanus zu prüfen. Bei starken Rauchern ist die Belastung durch Cadmium im Blut doppelt so hoch wie bei Nichtrauchern, da es durch den Tabakrauch in die Lungen inhaliert wird, von wo es sich mit dem Blut im ganzen Körper verteilt. Cadmium ist ein Schwermetall, das schon in geringen Konzentrationen hochgiftig ist und schwere Schäden an Knochen, Nieren, Nervensystem und Immunsystem verursacht. Es führt zu Unfruchtbarkeit und kann Krebs auslösen. Einer Gruppe von acht starken Raucherinnen und Rauchern – 15 bis 25 Zigaretten pro Tag – wurde über vier Wochen zweimal täglich 50 ml Cistus-Sud verabreicht. Der zu Beginn der Studie gemessene Cadmiumspiegel sank deutlich!

Dies ist umso bedeutsamer, als gerade in der Gegenwart die Vergiftung durch bestimmte Schwermetalle wie Cadmium nicht mehr nur ein Problem von Rauchern darstellt. Jeder von uns nimmt Cadmium und andere giftige Stoffe tagtäglich über die Nahrung auf, denn dank der Einführung von Kunstdüngern ist es zu einer Anreicherung dieses Schwermetalls auf landwirtschaftlichen Flächen und somit in nahezu allen Lebensmittelgruppen gekommen. Auch wenn viele Industrieländer mittlerweile Grenzwerte für Cadmium in Düngemitteln festgelegt haben, geht von verwilderten Mülldeponien und von Metallwerken, in denen es als Rostschutz für Eisenwerkstoffe und als Legierungsmetall eingesetzt wird, immer noch eine große Gefahr aus. Ab Dezember 2011 ist Cadmium zwar in Schmuck, in Legierungen zum Löten und in PVC in der Europäischen Union verboten, aber die Belastung durch das bereits in der Nahrungskette befindliche Cadmium dürfte groß genug sein.

Eine weitere Quelle toxischer Schwermetalle sind Amalgamfüllungen in den Zähnen. Amalgam ist eine Mischung aus 50 Prozent Quecksilber und 50 Prozent Legierungspulver, welches Silber, Kupfer, Zinn, Zink und in Spuren andere Metalle enthält. Die Vergiftung durch Quecksilber, das als giftigstes nicht-radioaktives Material überhaupt gilt, führt zu Beschwerden wie Kopf- und Nackenschmerzen, Benommenheit, Muskelzittern, Schlappheitsgefühl, Appetitlosigkeit, Konzentrationsproblemen, Schwindel und so weiter. Wer sich von dieser Giftquelle im Mund befreien möchte, dem bleibt letztlich nichts anderes übrig, als sich das Amalgam aus den Zähnen entfernen zu lassen. Doch bei dieser Prozedur, Amalgamsanierung genannt, wird notgedrungen erst recht Quecksilber freigesetzt. Hier kann Cistus-Sud unterstützend die Entgiftung des Körpers begleiten. Zwar wird die Frage, ob Amalgamfüllungen nun an sich schon schädlich sind oder nicht, kontrovers diskutiert, doch darf nicht übersehen werden, dass von den unzähligen Plomben auf ganz anderem Wege eine große Gefahr ausgeht. So haben Analysen zufolge noch 50 bis 75 Prozent aller EU-Bürger Amalgam im Mund, was bis zu 2000 Tonnen reinem Quecksilber entspricht. Durchschnittlich hat dabei jeder EU-Bürger mit Amalgam etwa 3 bis 4 g Quecksilber im Mund und zusätzlich amalgambedingte Quecksilberdepots im Körper. Die tödliche Dosis wird mit 0,3 bis 3 g angegeben. 2 bis 3 g Quecksilber entweichen aus europäischen Krematorien beim Verbrennen. Dabei reichert sich Quecksilber in der Umwelt an, das sich nicht abbaut, sondern immer weiter ansammelt. Der Gehalt hat sich in den vergangenen 300 Jahren auf diese Weise mindestens verzwanzigfacht. Amalgam ist nicht nur nachweislich die Hauptquelle für die Quecksilberbelastung beim Menschen, sondern letztlich auch für die Belastung der Umwelt mit dem Schwermetall. Aus diesem Grund hat Schweden im Jahr 2009 ein Totalverbot von Quecksilber verhängt – und damit auch den Gebrauch von Amalgamfüllungen gestoppt.

Cistus ist in der Lage, bestimmte Schwermetalle zu binden und auszuleiten. Die Polyphenole binden die Schwermetalle physikalisch, indem sie sich anlagern. Dadurch wird die Aufnahme in die Körperzellen erschwert, und die Giftstoffe können zusammen mit den sekundären Pflanzenstoffen ausgeschieden werden. Nun gibt es auch physiologisch wertvolle Schwermetalle wie Eisen, Zink, Zinn oder Cobalt. Da diese aber in der Nahrung gebunden sind, werden sie von den Polyphenolen gewissermaßen ignoriert.

## Cistus und die Immunabwehr

Es ist wichtig zu verstehen, dass die Wirksamkeit von Cistus auf das Immunsystem nicht unmittelbar erfolgt. Darauf weist Dr. Pandalis immer wieder hin, angesichts der Werbeaussagen mancher Unternehmen, die Cistus-Präparate anbieten. Die an Cystus 052® im Auftrag von Dr. Pandalis durchgeführten Studien belegen: Die Polyphenole in Cistus wirken auf biophysikalischem Wege auf Krankheitserreger, das heißt, sie packen sie unmittelbar an und verhindern so, dass sie sich weiter ausbreiten. Und in diesem Sinne kann man eben auch nicht davon sprechen, dass Cistus das Immunsystem stärke, stimuliere oder anrege. Cistus mischt sich nicht aktiv in das Immunsystem ein, und das hat insbesondere für Menschen mit einem hyperaktiven Immunsystem wie Allergiker eine große Bedeutung, die sonst auf Anwendungen mit dieser Heilpflanze negativ reagieren könnten. Auch Menschen, die sich aufgrund von Autoimmunerkrankungen in Behandlung befinden oder immununterdrückende Therapien verfolgen müssen, wären sonst ungünstig von Cistus betroffen. Aussagen, Cistus sei »immunwirksam«, muss daher mit großer Vorsicht begegnet werden, denn es gibt bislang keine klinischen Belege dafür.

Cistus aktiviert das Immunsystem zwar nicht im akuten Falle, vieles spricht aber dafür, dass auf lange Sicht gesehen das Immunsystem dennoch von Cistus profitiert. Man könnte von einer Langzeitprophylaxe sprechen, da durch die regelmäßige Zufuhr, beispielsweise durch tägliches Trinken des Tees, eine Art Depot aufgebaut werden kann, das im Falle einer Belastung des Immunsystems durch Angriffe von Krankheitserregern aktiviert wird.

Dies zeigen Beobachtungen, die Dr. Vinzenz Nowak, Arzt für Naturheilverfahren aus Bad Iburg, im Jahre 2001 bei seinen Patienten gemacht hat. Seine Testpersonen mussten sechs Wochen lang dreimal täglich 20 ml Cistus-Sud trinken. Vor und nach dieser Zeit wurde dann im Speichel der Gehalt an Immunglobulin A (IgA) bestimmt. Das Ergebnis war eindeutig: Es kam zu einem deutlichen Anstieg des IgA. Darunter sind bestimmte Antikörper zu verstehen, wie sie typischerweise auf allen Schleimhäuten der Atemwege des Menschen, und daher auch im Speichel, vorkommen. Der Körper baut durch die Zistrose an der Mundschleimhaut eine Art Barriere auf, indem die Anzahl der zur Abwehr von eindringenden Krankheitserregern dienlichen Antikörper erhöht wird.

So gesehen nützt das Trinken von Cistustee dem Organismus auf lange Sicht, doch zur raschen Gegenwehr im Falle einer bereits einsetzenden Erkrankung ist Cistus weniger gut geeignet. Wohl kann eine sich anbahnende Erkältung in ihrem Verlauf verkürzt werden, doch die Krankheit selbst kann nicht verhindert werden. Die regelmäßige Einnahme macht also den Unterschied.

## Cistus bekämpft Grippeviren

Die bisher vorgestellten Eigenschaften von Cistus incanus sind erstaunlich genug, wenn man bedenkt, dass sich dies alles aus den Wirkstoffen einer einzigen Pflanze heraus ergibt. Doch all dies wird in den Schatten gestellt, seit bekannt wurde: Cistus besitzt die Fähigkeit, die Aktivität von Viren zu stoppen!

Forschern des Tübinger Friedrich-Loeffler-Instituts, einer anerkannten Forschungseinrichtung für Tierseuchenbekämpfung, gelang 2005 diese sensationelle Entdeckung. Bei In-vitro-Versuchen mit Zellkulturen stellten sie fest, dass ein Auszug von Cystus 052® Grippeviren daran hindern konnte, Zellen weiter zu infizieren. Ein Teil der Zellen wurde mit Cistusextrakt benebelt, dann etwa 20 Minuten später Grippeviren ausgesetzt, die H5N1, dem Erreger der sogenannten »Vogelgrippe«, ähneln. Insgesamt wurden 100 000 bis 40 0000 Viren pro Versuch zugesetzt, das entspricht ungefähr der Menge, die ein kranker Mensch mit einem Nieser in seine Umgebung versprüht. Im Vergleich zu den Kulturen, die nicht mit Cistus behandelt wurden, sank die Zahl der infizierten Zellen in den Kulturen, die mit dem Extrakt der Heilpflanze behandelt worden waren, eklatant. Mit anderen Worten: Die Infektion der Zellen mit dem Grippeerreger konnte zu einem großen Teil reduziert werden, indem ein einfacher Auszug von Cistus incanus zugesetzt wurde! Die Tests wurden wiederholt, um die Reproduzierbarkeit dieses Effekts zu prüfen. Tatsächlich: Immer wieder war der Zistrosenextrakt in der Lage, die Infektion der Zellen zu minimieren. Schädigungen durch Cistus konnten an den Zellen hingegen nicht festgestellt werden. Eine naturheilkundliche Revolution, denn bislang war von keiner Pflanze bekannt, dass sie gegen Grippeerreger wirksam wäre.

Am Institut für Molekulare Virologie der Universität Münster wurden in den Jahren 2006 und 2007 weitere Experimente durchgeführt und die Wirksamkeit der Zistrose gegen Grippeviren bestätigt. Dabei wurden Zellkulturen aus der menschlichen Lunge und Hundenieren mit unterschiedlichen Konzentrationen von Cistus behandelt. Dann wurden die Zellen mit dem Vogelgrippevirus H7N7 und dem menschlichen Grippevirus H1N1 infiziert, dem Erreger der Spanischen Grippe. Nach einigen Stunden wurde die Konzentration der Viren gemessen und es stellte sich heraus, dass in beiden Zellkulturen beide Grippeviren blockiert werden konnten. In Vergleichsproben, die nicht mit Cistus behandelt wurden, fanden sich bis zu 100 Mal mehr Viren! Es zeigte sich, dass die Viren, nachdem sie dem Cistusextrakt ausgesetzt waren, nicht mehr in der Lage waren, Zellen zu infizieren. Auch 2009 an der Berliner Charité durchgeführte Forschungen ergaben: Cistus ist in der Lage, Viren zu inaktivieren und dadurch Infekte rascher abklingen zu lassen.

Diese virenhemmende Wirkung der Heilpflanze ist sehr wahrscheinlich auf den besonders hohen Gehalt an Polyphenolen zurückzuführen, auch wenn die genaue Wirkweise noch nicht völlig entschlüsselt ist. Polyphenole können Proteine verklumpen, und genau das tun sie mit den Proteinen, die auf der Außenhülle der Viren sitzen. Polyphenole hüllen Krankheitserreger gewissermaßen ein und verhindern so, dass sie sich an Zellen anheften können. Diese Wirkung ist unspezifisch, das heißt, dass sie nicht auf ein bestimmtes Protein wirkt, sondern auf alle möglichen, sodass nicht nur einzelne Virentypen blockiert werden, sondern mehrere.

Im Vergleich zu den Neuraminidasehemmern, wie sie in Relenza® und Tamiflu® zum Einsatz kommen, ist das der entscheidende Vorteil, denn diese wirken nur auf ein bestimmtes Protein an der Virenoberfläche. Ändert nun das Virus durch eine Mutation seine Oberflächenproteine, kann das Medikament seine Wirkung verlieren – das Virus ist resistent geworden. Anders Cistus: Da die antivirale Wirkung unabhängig von der Art des Proteins funktioniert, bleibt die Wirksamkeit von Cistus auch nach Mutationen der Viren erhalten. Anders gesprochen: Auch das mutierte Virus kann sich der antiviralen Wirkung von Cistus nicht entziehen.

2011 berichtete eine Arbeitsgruppe des bundeseigenen Friedrich-Loeffler-Instituts in Tübingen und der Westfälischen Wilhelms-Universität Münster von Forschungen, die zeigen, dass die antivirale Wirksamkeit von Cistus deutlich höher ist als die des Neuraminidasehemmers Oseltamivir (Tamiflu®). Es kam nicht nur zu einer stärkeren Verminderung neu freigesetzter Viren, sondern Cistus erwies sich als wirksam gegenüber allen getesteten Virenstämmen, während zwei von sieben H5N1-Viren, besonders aggressive Erreger der Vogelgrippe, gegenüber Oseltamivir resistent waren. Auch bei der gegenüber Oseltamivir resistenten Variante des Virus H1N1v, dem Erreger der 2009 aufgetauchten Schweinegrippe-Pandemie, ließ die antivirale Wirkung von Cistus nicht nach.

Die Ergebnisse lassen aufhorchen, denn die Virusgrippe gilt als eine der letzten großen Seuchen unserer Zeit. Gerade die Infektionen durch Influenza-A-Viren, von denen Mensch und Tier betroffen sind, stellen die Medizin vor große Herausforderungen, denn sie treten nicht nur in den jährlich auftretenden saisonalen Epidemien auf, die allein schon mehrere Tausend Leben kosten. Immer schwebt die Gefahr einer Pandemie wie ein Damoklesschwert über der Menschheit.

Unter einer »Pandemie« versteht man eine länderübergreifende Ausbreitung von Krankheiten, insbesondere von Infektionskrankheiten wie Grippe. Im Gegensatz dazu ist eine Epidemie örtlich beschränkt. Ob Vogelgrippe (H5N1) oder zuletzt Schweinegrippe (H1N1) – immer wieder wird das Schreckgespenst der Pandemie an die Wand gemalt. Die Weltgesundheitsorganisation WHO ist davon überzeugt, dass solch eine weltweite Pandemie ausbrechen wird. Allerdings ist der Zeitpunkt, wann dies geschehen wird, nicht vorhersehbar.

*Was ist Grippe?*

Jeder kennt sie: die Erkältung oder »Verkühlung«, wie sie im süddeutschen Raum heißt, auch »grippaler Infekt« genannt. Hinter diesen eher alltagssprachlichen Begriffen versteht man aus medizinischer Sicht akute Infektionen der Nase, des Halses und der Bronchien, die sich in Halsschmerzen, Schluckbeschwerden, Schnupfen und Husten äußern. In der Regel ist das Ganze nach einer Woche überstanden, in hartnäckigen Fällen kann es auch mal zwei Wochen dauern. Diese Erkältungsinfekte sind die häufigsten Infektionen des Menschen überhaupt, und durchschnittlich erkrankt jeder Erwachsene bis zu dreimal im Jahr an einem grippalen Infekt, Kleinkinder sogar bis zu 13 mal.

Auch wenn Erkältungen von Viren verursacht werden, sind sie doch nichts im Vergleich zu der »echten« Grippe, der Influenza, mit der sie häufig im Sprachgebrauch verwechselt werden. Die Influenza ist eine schwere Erkrankung, an der jährlich viele Tausend Menschen erkranken und sterben.

Innerhalb kürzester Zeit steigt die Körpertemperatur auf über 39° C, Schüttelfrost, Schweißausbrüche, starke, bohrende Kopfschmerzen setzen ein, die Gelenke und die Muskeln schmerzen am ganzen Körper, der Kreislauf wird massiv geschwächt. Husten und Schnupfen verschlimmern den Zustand – und das unter Umständen wochenlang! Mit einer echten Grippe hat der Organismus lange zu kämpfen. Für ältere Menschen und solche, bei denen das Immunsystem bereits geschwächt ist oder noch nicht voll ausgeprägt, wie bei Kindern, kann es dann zu Komplikationen kommen, denn das Gefährliche an der Influenza sind nicht die Viren selbst, sondern die Schwächung des Organismus, der auf diese Weise anfällig wird für Infektionen bakterieller Art. Während der Körper voll damit beschäftigt ist, die Viren auszuschalten, können Bakterien nun leichter in den Körper eindringen und sich vermehren.

Dann kann es zu Entzündungen des Gehirns, des Skeletts und des Herzmuskels kommen. Wenn dann die oberen Atemwege von Bakterien infiziert werden, spricht man von einer Superinfektion, die sich bis zu einer Lungenentzündung ausweiten kann. Diese verläuft nicht selten tödlich.

### *Epidemie und Pandemie*

Immer wieder kommt es auch bei uns zu Grippewellen, sogenannten Influenza-Epidemien, bei denen bis zu 20 Prozent der Bevölkerung infiziert werden und viele Tausend Menschen sterben. Als »Epidemie« wird die Grippe dann bezeichnet, wenn sie sich in einem räumlich begrenzten Gebiet abspielt. Kommt es aber zu einer länder- oder gar kontinentübergreifenden Ausbreitung der Grippe, ist die Rede von einer »Pandemie«. Das Wort *Pandemie* ist aus *pan* für »alles« und *demos* für »Volk« abgeleitet. Es bezeichnet also etwas, das »das ganze Volk« trifft.

Auslöser für Epidemien und Pandemien sind die Viren der Gruppe Influenza A, da diese in der Lage sind, ihre Oberflächenstruktur ständig zu verändern. Es entstehen immer neue Subtypen, gegen die keine Impfstoffe vorhanden sind.

Beispiele für Pandemien gibt es in der Geschichte viele, die berüchtigtste ist wohl die Pest, die jahrhundertelang als »Schwarzer Tod« die Geißel Europas war und im Mittelalter schätzungsweise 25 Millionen Tote forderte – ein Drittel der gesamten damaligen Bevölkerung Europas! Auch die Immunschwächekrankheit AIDS, die seit etwa 1980 auftritt, wird als Pandemie eingestuft: Mittlerweile zählt sie mehr als 37 Millionen Opfer weltweit und etwa 33 Millionen mit dem Virus Infizierte.

Auch die Grippe weitete sich immer wieder zu Pandemien aus:

- Mit der Spanischen Grippe infizierten sich zwischen 1918 und 1920 weltweit 500 Millionen Menschen, zwischen 25 und 50 Millionen starben. Ihr Erreger: Subtyp A/H1N1.

- 1957 forderte die Asiatische Grippe eine Million Tote. Verantwortlich: Subtyp A/H2N2.

- 1968 breitete sich die Hongkong-Grippe aus. Ihr fielen 700 000 Menschen zum Opfer. Das Virus: Subtyp A/H3N2.

Keine Frage – eine Grippe ist gefährlich. Natürlich müssen wir auf der Hut sein, denn es wird immer wieder Pandemien geben. Doch wie das Beispiel der vorschnell zur Pandemie erklärten »Schweinegrippe« zeigt, geht es oft genug nicht um die Sorge der Ärzte und Politiker um unsere Gesundheit, sondern um handfeste wirtschaftliche und machtpolitische Interessen.

## *Die Schweinegrippe*

Im Jahre 2009 tauchte in den Vereinigten Staaten, dann auch in Mexiko, eine neue Variante des Subtyps H1N1 auf, der schon die verheerende Spanische Grippe verursacht hatte. Die Behörden schlugen Alarm, und schon bald geisterte der Name »Schweinegrippe« durch die Medien. Im April warnte die Weltgesundheitsorganisation WHO vor diesem neuartigen Grippevirus und vor Millionen möglicher Infizierter. Eine riesige Impfkampagne rollte an, doch die Seuche blieb aus. Weltweit zählte die »Schweinegrippe« mit 16 500 Menschen weit weniger Opfer als eine der üblichen saisonalen Grippewellen. Im Sommer 2010 erklärte die WHO die Pandemie für beendet.

Ihren Namen erhielt diese Grippe von einer Virusinfektion, die tatsächlich zunächst nur bei Schweinen auftritt und seit den 30er-Jahren bekannt ist. Doch aus zwei bislang nur in Schweinepopulationen vorkommenden Influenzaviren entwickelte sich als eine Mischform ein neues Virus, das jedoch nicht mehr Schweine angreift, sondern Menschen. So gesehen ist die Bezeichnung »Schweinegrippe« irreführend, denn es handelt sich nicht um eine Seuche, die vom Tier auf den Menschen übergesprungen ist, wie bei der sogenannten »Vogelgrippe«, sondern um ein eigenständiges neues Virus. Doch Alternativnamen wie »Nordamerikanische« oder »Mexikanische Grippe« setzten sich nicht durch. Offiziell wird der Name »Neue Grippe« bevorzugt, während in der Bevölkerung und in den Medien nach wie vor von der »Schweinegrippe« die Rede ist.

Fast ein Jahr lang hielt die »Schweinegrippe« die Menschen in Atem. Unsummen an Finanzmitteln wurden für gigantische Impfprogramme aufgewendet, antivirale Präparate und Impfstoffe eingekauft – die jetzt mangels Einsatz in Hochsicherheitslagern aufbewahrt werden. Wie kam es zu dieser massiven Fehleinschätzung? Und was steckte dahinter?

Zunächst mag die Angst vor einem erneuten Auftreten eines Killervirus wie dem Erreger der »Vogelgrippe« A/H5N1 den Verantwortlichen noch in den Knochen gesteckt haben, der im Jahr 2006 auch Deutschland erstmals erreichte. Die Verwandtschaft mit dem Erreger der Spanischen Grippe ließ zusätzlich Schlimmes befürchten. Doch die Informationslage ist alles andere als klar, teilweise widersprechen sich die Nachrichten über die bereits eingetretenen Fälle. Niemand weiß, wie gefährlich das neue Virus wirklich ist. Viele Fragen müssen noch offen bleiben – und doch gelangt man in der WHO zu einer Entscheidung: Man will lieber übertreiben als untertreiben – und stellt das Worst-Case-Szenario zur Debatte. Die Medien stürzen sich auf das neue »Horrorvirus«, Angst wird rund um den Globus geschürt. Obwohl keine Gefahr einer Übertragung von Tier zu Mensch gegeben ist, beginnt in Ägypten die Tötung sämtlicher Hausschweine – Proteste von Tierschützern verhallen ungehört. In der Verwaltung des saarländischen Landtags wird ein Verbot von Begrüßungsküsschen erlassen. Im Juni 2009 werden 141 Todesopfer der Schweinegrippe gemeldet, die Mehrzahl der Betroffenen hatte jedoch schwere Vorerkrankungen. Ansonsten verläuft die Infektion bei den meisten Menschen ohne weitere Komplikationen. Doch die WHO ist auf Katastrophe gepolt und ruft am 11. Juni 2009 den Pandemiefall aus – erstmals wieder seit 41 Jahren. Die Schweinegrippe – eine Pandemie? Eine Influenza-Pandemie liegt laut deutschem Pandemieplan dann vor, wenn es sich um »eine lang anhaltende, länderübergreifende Großschadenslage« handelt, die »derart nachhaltige Schäden« verursache, »dass die Lebensgrundlage zahlreicher Menschen gefährdet oder zerstört wird«. Davon ist man jedoch im Juni 2009 noch weit entfernt. Was also soll die Hysterie?

Mit Angst lässt sich trefflich Geld verdienen. Vom Pandemiefall profitiert in erster Linie eine: die Pharmaindustrie. Wird eine Grippe zur Pandemie erklärt, klingeln die Kassen der Industrie, denn viele Länder haben mit Impfstoffproduzenten Verträge abgeschlossen, die

die jeweilige Regierung verpflichten, im Pandemiefall deren Impfstoffe zu kaufen. Im Falle Deutschlands ist das der britische Konzern *Glaxo-SmithKline.* Dieser pocht entsprechend auf seine Rechte und verschickt im Juni 2009 Schreiben an die unter Vertrag stehenden Länder, in denen er die Bestätigung der vorgesehenen Belieferung anmahnt.

In Deutschland aber ist die Bereitschaft der Menschen, sich impfen zu lassen, mehr als gering. Irgendwie kommt die Pandemie in den Köpfen der Bevölkerung nicht an – trotz aggressiver Schlagzeilen der Boulevardpresse. Die Politik steht unter Druck: Einerseits gibt es die Verträge mit den Pharmaunternehmen, und man will sich nicht nachsagen lassen, man hätte nicht vorgesorgt, andererseits hat man Zweifel an der Panikmache und scheut die hohen Ausgaben. Wenn aber die Horrorzahlen stimmen, die von Instituten wie dem Robert-Koch-Institut und dem Paul-Ehrlich-Institut ausgehen, dann drohen die bereits bestellten 50 Millionen Impfdosen im Wert von einer halben Milliarde Euro nicht zu reichen. Gegenstimmen werden letztlich nicht gehört, und die Pharmaindustrie kann jubilieren: Es werden weitere Impfdosen geordert. Ähnliche Szenarien spielen sich in vielen Ländern ab.

Weltweit werden nun Millionen von Menschen geimpft, obwohl es keinen guten Grund dafür gibt. Die Gewinner aber stehen fest: Die Ausrufung der Pandemie durch die WHO hat den Pharmakonzernen 18 Milliarden Dollar Zusatzeinnahmen gebracht. Allein der Jahresumsatz des Grippemittels Tamiflu® ist um 435 Prozent auf 2,2 Milliarden Euro gestiegen.

Ende November 2009 schließlich flaut die Schweinegrippe ab. Kaum jemand will sich noch impfen lassen. 2010 beschließen die Bundesländer, zehn Millionen überflüssiger Dosen des Schweinegrippe-Impfstoffs Pandemrix® an Pakistan zu verkaufen, eines neuartigen Impfstoffs, der zuvor noch nie an Menschen im großen Maßstab getestet wurde und auf der Basis von bestimmten Verstärkern nur mehr einen Bruchteil der zuvor nötigen Menge an Virus-Antigenen enthält. Alle, die sich gegen Schweinegrippe impfen lassen, nehmen also an einem gewaltigen Großversuch teil. Für Regierungsbeamte und Bundeswehrangehörige wurde übrigens ein anderer Impfstoff ohne Verstärker bestellt. Schon machte das Schlagwort einer »Zweiklassenmedizin« die Runde.

Die Geschichte der Schweinegrippe zeigt: Nicht unsere Gesundheit steht bei Entscheidungen der Politik im Vordergrund der Überlegungen, nicht der gesunde Menschenverstand regiert, sondern die Sorge um Machtverlust und die Befriedigung der Gier der Pharma-Großindustrie. Wir werden nicht nur gezielt im Unklaren gelassen, sondern auch bewusst desinformiert, auf gut Deutsch: belogen – und das aus nur einem Grund: um unsere Angst zu schüren und unseren Geldbeutel zu erleichtern. Wir fühlen uns abhängig von den Gesundheitsbehörden und der medialen Propaganda, die sich oft genug nur als langer Arm der Pharmalobby erwiesen hat, ausgeliefert. Wem können wir noch glauben? Wem vertrauen?

Fest steht: Die Schweinegrippe hat gezeigt, dass wir zu unmündigen Bürgern gemacht werden sollen, denn mit Angst, das weiß die herrschende Kaste seit Menschengedenken, kann man das Volk am besten kontrollieren. Und zudem spült die Angst vor Pandemien Milliardenumsätze in die Kassen der Pharmaindustrie.

Es zeigt sich auch, wie wichtig es für den Einzelnen ist, sich selbst zu schützen und sich nicht auf die staatlichen Programme zu verlassen. Für Grippe jeglicher Couleur kann Cistus eine tragende Rolle im Selbstschutz spielen, denn der Wirkstoff der Zistrose ist in der Lage, Viren zu umhüllen und so unschädlich zu machen, und zwar dort, wo sie den Organismus befallen: in der Mund- und Rachengegend.

### *Die Vogelgrippe*

Die Schweinegrippe können wir getrost ad acta legen. Doch was, wenn es tatsächlich zu einer Pandemie kommt? Ein heißer Kandidat ist nach wie vor der Erreger der Vogelgrippe: A/H5N1. 1997 traten die ersten Fälle einer besonders schwer verlaufenden Grippe mit Todesfolge in Hongkong auf. Als man entdeckte, dass es sich um den Erreger der sogenannten »Vogelgrippe« handelte, war man fassungslos, denn was zuvor für unwahrscheinlich oder gar unmöglich galt, war eingetreten: Eine Tierseuche hatte sich auf den Menschen übertragen. Da die Epidemie von Vögeln ausgeht, versuchte man der Grippe durch das massenhafte Töten von Zuchtvögeln beizukommen: Rund 1,5 Millionen Hühner wurden gekeult. Zunächst mit Erfolg. Die »Vogelgrippe« verschwand – für sechs Jahre.

2003 kehrte der Erreger zurück, wieder erkrankten Unmengen von Vögeln in Thailand, Vietnam, Südkorea, Indonesien, Malaysia und Japan. Doch diesmal war etwas anders: Das Virus hatte sich verändert! Es hatte an Aggressivität zugenommen und war tödlicher geworden: Die erkrankten Tiere starben innerhalb kürzester Zeit. Wieder kam es zu Infizierungen von Menschen, und in Thailand und Vietnam starben Menschen an den Folgen der Infektion. Diesmal erwies sich die massenhafte Tötung von Tieren als weit weniger wirksam. Von 2005 an erfolgte eine massive Ausbreitung von Asien in Richtung Osteuropa. Als Ursache wird einerseits angeführt, dass die Tierseuche nun auch Zugvögel angreife, andererseits aber auch der Welthandel mit Geflügel und die Verwendung von Geflügelkot als Dünger. Ist Letzteres der Fall, ist die Vogelgrippe eine logische Konsequenz der skrupellosen Praktiken der Geflügelindustrie. Dafür spricht, dass das Virus beste Voraussetzungen für eine massenhafte Verbreitung in Massengeflügelhaltung findet und die Ausbreitung der Tierseuche nicht entlang der Vogelzugrouten erfolgte, sondern entlang der großen Handelswege für Geflügelprodukte aus eben solchen Massenhaltungen, während Geflügel aus kleineren und mittleren Betrieben offensichtlich keine Rolle für die Ausbreitung spielte. Tierschützer warnen daher davor, Zugvögel zu den Sündenböcken zu machen. Die wahren Verursacher müssten in der Geflügelindustrie und im Handel mit Wildvögeln gesucht werden.

Schon 2007 wurde das Virus in insgesamt 31 Staaten zwischen Japan und Großbritannien nachgewiesen, darunter auch in Deutschland. Nicht nur in den Ursprungsländern Südostasiens werden immer wieder Ausbrüche in Tierbeständen gemeldet. Auch bei uns machen immer wieder Vogelgrippefälle von sich reden, zuletzt im November 2010 in einem Geflügelbetrieb in Mecklenburg-Vorpommern.

Bislang gilt als gesichert, dass die Ansteckung des Menschen durch den H5N1 durch intensiven Kontakt zu erkranktem Geflügel erfolgt. Doch es mehren sich die Anzeichen, dass das Virus auch von Mensch zu Mensch übertragbar ist. Noch ist nichts gesichert, aber wenn sich die wenigen Verdachtsfälle bestätigen, dann besitzt H5N1 das Zeug zu einem Pandemie-Virus. Es besteht nach wie vor die Gefahr, dass die hochpathogene Variante des Influenza-A-Virus H5N1 in verstärktem Maße von Mensch zu Mensch übergehen und so zu einer weiteren Pandemie der Influenza führen könnte.

Mit der Impfung ist das so eine Sache, wie wir bereits bei der Schweinegrippe gesehen haben. Bei der Vogelgrippe kommt hinzu: Damit eine Impfung sicher gegen ein Virus zu wirken vermag, müssen dessen Oberflächenproteine bekannt sein. Eine vermehrte Übertragung des zurzeit zirkulierenden H5N1-Virus von Mensch zu Mensch wird aller Wahrscheinlichkeit nach nur dann stattfinden, wenn sich die Oberflächenproteine verändern. Es könnte zum Beispiel der Fall eintreten, dass sich ein Mensch sowohl mit dem Erreger der echten Grippe infiziert als auch gleichzeitig mit dem Vogelgrippevirus; der eine überträgt sich leicht von Mensch zu Mensch, das andere nicht. Im Organismus aber könnte es zu einer Kreuzung beider Viren kommen – und dies könnte den Ausgang für einen H5N1-Virus bilden, das nicht mehr den Umweg über das Tier nehmen muss, um sich des Menschen als Wirt zu bedienen. Logischerweise kann mit der Herstellung und der Zulassung eines auf einen solchen mutierten Virus passenden Impfstoffs erst nach Feststellen der Veränderungen begonnen werden – also erst nach dem Beginn der verstärkten Mensch-zu-Mensch-Übertragungen. Daher kann es zum gegenwärtigen Zeitpunkt noch keine verlässliche Impfung gegen eine auch für Menschen wirklich gefährliche Vogelgrippe geben.

Im Falle eines Auftretens eines solchen Virus sind wir auf die Medikamente angewiesen, die gegenwärtig im akuten Fall einer Infektion mit Grippe angeboten werden. Zwei Stoffe haben hier Vorrangstellung in der Medizin: die Neuraminidase-Hemmer Oseltamivir (Tamiflu®) zur Einnahme oder Zanamivir (Relenza®) zur Inhalation.

### *Wie sich der Körper gegen Grippe zur Wehr setzt*

Im Falle einer auftretenden Pandemie zum Beispiel durch den Vogelgrippeerreger sind wir zunächst auf das ausreichende Vorhandensein dieser Präparate angewiesen. Wie wirken die darin enthaltenen Stoffe? Um dies zu verstehen, muss man sich vergegenwärtigen, was Viren eigentlich sind und was sie vorhaben.

Während Bakterien als kleinste selbstständige Lebewesen zwar aus nur einer Zelle bestehen, aber einen eigenen Stoffwechsel besitzen und in der Lage sind, sich selbst zu vermehren, bestehen Viren nur aus einer Eiweißhülle, welche die Erbinformation des Virus enthält. Ein Virus ist daher nicht alleine lebensfähig, betreibt keinen eigenen Stoffwechsel und kann sich nicht selbstständig vermehren. Dazu benötigt es einen Wirt, genauer gesagt: eine Wirtszelle, die ihm als Energie- und Materiallieferant dient. Mit Hilfe verschiedener Proteine an seiner eigenen Hülle heftet sich das Virus an die potenzielle Wirtszelle und beginnt die Zellwand aufzulösen. Dann dringt es in die Zelle selbst ein – die eigentliche Infektion beginnt. Das Virus setzt seine Erbinformationen frei, die in den Zellkern eindringen und dort alle wichtigen Funktionen besetzen. Das Virus zwingt die Zelle sozusagen, das Erbgut des Virus zu reproduzieren, statt des eigenen. Die Zelle wird zur »Virenfabrik« und produziert von nun an weitere Viren – bis zu 1000 Stück. Dann ist die Energie der Zelle aufgebraucht, und sie stirbt. Beim Tod der Zelle werden die darin hergestellten neuen Viren freigesetzt, die sich sofort auf benachbarte Zellen stürzen.

Das Gefährliche dabei: Die Viren reißen gewissermaßen Löcher in den gesunden Zellverband, die sich mit dem Fortschreiten der Infektion zu einem immer größer werdenden Schaden auswachsen. Wenn diesem Treiben nicht Einhalt geboten wird, führt dies unweigerlich zum Funktionsverlust ganzer Organe – und damit zum Tod des Organismus.

Der menschliche Körper setzt sich natürlich gegen diese Invasion zur Wehr. Das Immunsystem wird aktiv und sendet Antikörper an die betroffenen Stellen des Organismus. In unserem Blut zirkulieren ununterbrochen Tausende verschiedener Antikörper. Antikörper funktionieren nach dem »Schlüssel-Schloss-Prinzip«, das heißt jeder Antikörper passt genau zu einem bestimmten Virustyp und haftet sich an diesen, sobald er auf ein Exemplar dieses Typs trifft. Der so markierte Erreger kann nun von den Fresszellen erkannt und geschluckt werden. Die Fresszelle gibt nun das Signal an das Knochenmark weiter, dass ein Virus eines bestimmten Typs in den Körper eingedrungen ist und erfolgreich vernichtet werden konnte. Im Knochenmark befinden sich alle Baupläne der Antikörper, die je vom Organismus produziert wurden. Dort beginnt nun die massenhafte Produktion der passenden Antikörper, denn der Körper geht davon aus, dass ein Virus selten allein kommt.

Aber auch Viren verfolgen Strategien, um der Wahrscheinlichkeit, durch Antikörper noch vor dem Eindringen in die Zellen abgefangen zu werden, entgegenzuwirken. Zum einen greifen sie stets in einer unfasslichen Zahl an. Wenn wir niesen, schicken wir jedes Mal bis zu einer halben Million Viren in die Welt. Zum anderen können Viren mutieren – sie ändern ihre Oberflächenstruktur, in der Regel zufällig durch Reproduktionsfehler. Durch diesen *Antigendrift* genannten Vorgang werden sie wieder für den Körper gefährlich, denn er hat keine passenden Antikörper im Repertoire, und diese können sich vielleicht nur zum Teil anhaften. Die Abwehr funktioniert nicht mehr so schnell, denn nun muss das Knochenmark erst einmal den Bauplan des neuen Virus lernen, um dann passendere Antikörper zu entwickeln. Gelingt dies, ist der Organismus anschließend immun gegen das neue Virus.

Besonders gefährlich ist aber die sogenannte *Antigenshift*. Diese kann zustande kommen, wenn eine Wirtszelle gleich von zwei verschiedenen Viren besetzt wird. Bei der Produktion des neuen Erbmaterials kann sich das Erbgut beider Viren neu kombinieren, in dem sich die Eigenschaften beider Viren völlig unberechenbar mischen. Man geht davon aus, dass gerade durch die Antigenshift entstandene Varianten verantwortlich sind für den Ausbruch von Pandemien, denn das Immunsystem ist völlig hilflos gegenüber diesem neuen Virus. Kein Antikörper passt auf das Virus, und so können die Fresszellen es auch nicht vernichten. Ein solches Virus ist zunächst nicht aufzuhalten. Man vermutet, dass der Antigenshift ein gezielter viraler Mechanismus zugrunde liegt, die Antigenshift also im Gegensatz zur Antigendrift nicht zufällig passiert.

Das Grippevirus ist ein Virus, das sich durch zwei besondere Proteine auf seiner Eiweißhülle kennzeichnet: Neuraminidase und Hämagglutinin. Diese beiden Proteine erfüllen bestimmte Funktionen auf dem Weg des Virus in den Körper. Üblicherweise gelangt das Grippevirus beim Einatmen in den Nasen-Rachen-Raum und von dort in die Bronchien. Die Atemwege des Menschen sind mit sogenannten Flimmerhärchen überzogen, die wiederum von einer Schleimschicht bedeckt sind. Auf dieser Schleimschicht bleiben Fremdkörper wie Schmutz und Erreger kleben und werden dann wieder nach außen befördert. Hier kommt das Protein Neuraminidase zum Einsatz: Es löst den Schleim auf, und es gelingt dem Virus, zu den darunter liegenden Zellen zu gelangen. Hämagglutinin wiederum haftet sich an die Zelle selbst an und dringt schließlich in die künftige Wirtszelle ein.

Die Abkürzungen für die einzelnen Influenza-Viren-Typen leiten sich von diesen speziellen Proteinen ab: »N« steht für Neuraminidase und »H« für Hämagglutinin. So kennzeichnet die Bezeichnung »H5N1« für das die Vogelgrippe verursachende Virus das Hämagglutinin Nummer 5 und die Neuraminidase Nummer 1.

Nachdem das Virus sich Zugang zu seinen Wirtszellen verschafft hat, merken wir in den ersten drei bis zehn Tagen erst einmal nichts von der Infektion. Erst wenn das Virus eine beträchtliche Anzahl von Zellen zerstört hat und diese schließlich mit Hilfe der Fresszellen beseitigt werden müssen, kommt es zu einer Entzündung der Schleimhäute. Die Infektion löst nun eine Reihe von Symptomen aus, die dem Organismus helfen sollen, mit den Eindringlingen fertig zu werden. So wird die Pulsfrequenz erhöht, um eine bessere Durchblutung zu erreichen, und die Körpertemperatur steigt – plötzliches Fieber tritt auf. Um die Viren aus dem Körper zu transportieren, wird immer mehr Schleim produziert. Staut sich der Schleim, müssen wir ihn abhusten. Schließlich beginnt das Knochenmark genügend Antikörper zu produzieren, und nach durchschnittlich ein bis zwei Wochen lassen die Krankheitssymptome nach. Danach sind wir als Menschen vor künftigen Angriffen durch dasselbe Virus immun.

Doch die geschädigten Stellen in den Schleimhäuten werden von anderen Angreifern als Einfallstore genutzt: Bakterien, die sich von den abgestorbenen Zellen ernähren, können sich ungehindert vermehren, weil der Organismus ganz auf die Abwehr der Viren eingestellt ist. Bei ohnehin schon immunschwachen Menschen kommt es dann zu Komplikationen wie einer Lungenentzündung, und die kann tödlich verlaufen. Das ist der Grund, warum auch in unseren Landen bei jeder Grippewelle viele Menschen an den Folgen einer Grippe sterben.

### *Impfstoffe – der kleine Pieks mit Folgen*

Eine Impfung soll uns im Vorfeld auf die Gefahren einer Vireninfektion vorbereiten. Dazu werden inaktivierte Grippeviren in den Organismus gespritzt. Da die Oberfläche der an sich unschädlichen Impfviren mit der der lebenden Viren identisch ist, kann der Körper in Ruhe ausreichend Antikörper entwickeln. So weit die Theorie. Es ist die Weltgesundheitsorganisation WHO, die jedes Jahr im Februar diejenigen Viren auswählt, die sie für die gefährlichsten hält. Aus diesen wird dann bis zum kommenden Herbst der Impfstoff entwickelt. Wie wir aber bereits gesehen haben, können wir gar nicht wissen, welcher Grippevirustyp der nächste sein wird, der eine Epidemie bei uns auslösen könnte, denn die Influenzaviren mutieren rasant. Es kann also gut sein, dass der Impfstoff nur einen unvollständigen Schutz bietet – oder sogar gar keinen.

Zudem gerät die Praxis der Schutzimpfungen immer mehr ins Kreuzfeuer der Kritik. Deutschland ist darin Meister: Mit 27 Prozent der Gesamtbevölkerung haben wir die höchste Grippeimpfrate in Europa. Ein gewaltiger Markt und ein großes Geschäft. Entsprechend haben sich die Umsätze der Pharmaindustrie gesteigert. Und mit jeder Pandemie-Warnung werden weitere Millionen in ihre Kassen gespült, denn die Angst der Menschen vor einer Infektion treibt sie in die Praxen der Ärzte – noch.

Über den Sinn und Unsinn von Impfungen lässt sich trefflich streiten. Das letzte Wort ist hier nicht gesprochen. Tatsache aber ist, dass es sich um einen großen Markt handelt, auf dem sich gewaltige Geschäfte machen lassen. Viel spricht dafür, dass die Statistiken, die uns präsentiert werden, um uns die Notwendigkeit einer jährlichen Grippeimpfung im Bewusstsein zu halten, durchaus hinterfragt werden können. Es bleibt der Verdacht, dass das Ausmaß der Grippeerkrankungen und die Zahl der Grippetoten längst nicht so dramatisch ausfallen, wie in den Medien dargestellt wird. Auch ohne sich auf die schwierige Diskussion einzulassen, ob Impfen sinnvoll ist oder nicht, muss es erlaubt sein, Fragen zu stellen, denn wenn auch nur der geringste Verdacht besteht, dass wir durch Impfung unserer Gesundheit mehr Schaden zufügen als Nutzen, muss diesem nachgegangen werden. Der pauschale Verweis der Gesundheitsbehörden und der Pharmaindustrie auf die Alternativlosigkeit der Impfung ist ebenso zweifelhaft wie eine pauschale Verteufelung. Eine Entscheidung muss und sollte jeder selbst für sich treffen.

Tatsache ist, dass Krankheiten unserem Körper nicht nur schaden, sondern auch nutzen. Aus jeder überstandenen Krankheit geht unser Immunsystem gestärkt hervor. Viele Experten gehen davon aus, dass unser Körper mehr aushalten kann, als man uns glauben lässt – wenn er durch eine gesunde Lebensweise gefördert wird. »Kopfschmerzen sind kein Aspirinmangel« – und eine Krankheit ist nicht ein Hinweis auf das Fehlen von Medikamenten, sondern darauf, dass dem Organismus an sich etwas fehlt. Der moderne Lebensstil, geprägt von Stress, Überlastung, Umweltzerstörung, Lebensmittelskandalen, Gift in Luft, Erde und Wasser, Übergewicht, Bewegungsmangel, Fast Food, tut sein Übriges, um den Körper zu schwächen. Wenn wir jetzt glauben, dass uns die Pharmaindustrie retten kann, dann gehen wir ein hohes Risiko ein, denn wir führen unserem Körper nur noch mehr Chemie zu, anstatt ihn fit und stark zu machen, sich selbst gegen schädigende Einflüsse wie Grippeviren zu helfen. Ein Umdenken ist schon lange fällig. Ein aktiver, gesunder Lebenswandel würde uns nicht nur viele Kosten ersparen, Unsummen, die das Gesundheitssystem tagtäglich verschlingt, sondern insgesamt die Lebensqualität der Menschen verbessern.

Die »echte« Grippe, darin sind sich viele Experten einig, verläuft bei guter Abwehrlage des Organismus ohne größere Komplikationen. Jede Impfung hingegen ist ein massiver Eingriff und eine große Belastung für das Immunsystem. Möge jeder selbst entscheiden, was er seinem Körper antut.

Dr. Pandalis bringt es auf den Punkt: »Das oberste Ziel einer guten Gesundheitspolitik sollte nicht ein Impfrekord sein, sondern ein Rekord an mündigen Bürgern, die die Verantwortung für ihre eigene Gesundheit übernehmen.«

### *Mit Tamiflu® und Co. gegen die Grippe?*

Wie aber können wir uns dann schützen? Wenn ein Virus einmal begonnen hat, sich von Mensch zu Mensch zu bewegen, ist es praktisch nicht mehr möglich, sich vor einer Ansteckung zu schützen – wir müssten aufhören, uns unter Menschen zu bewegen. Ist die Grippe einmal ausgebrochen, können wir nur noch symptomatisch behandeln. Das heißt, wir können den Körper in seinem Bemühen unterstützen, das Virus und in seinem Gefolge andere Erreger wieder loszuwerden, indem wir schleimlösende Mittel verabreichen und das Fieber senken. Damit bekämpfen wir die Influenzaviren nicht direkt.

Die Pharmaindustrie hat zwei Medikamente entwickelt, die unmittelbar gegen die Grippeerreger vorgehen: Oseltamivir, wie es in Tamiflu® verwendet wird, und Zanamivir, das im Präparat Relanza® zum Einsatz kommt. Beide hemmen die Neuraminidase an der Oberfläche des Virus, sodass sich die in den Wirtszellen neu produzierten Viren nicht weiter verbreiten können – wenn die Mittel spätestens 48 Stunden nach Krankheitsbeginn verabreicht werden. Der Nachteil beider Arzneimittel: Sie sind in der Herstellung sehr teuer, und entsprechend hoch liegt ihr Preis. Als im Herbst 2005 die Vogelgrippe von Asien aus ihren Feldzug begann und sich überall Panik vor einer neuen Pandemie breit machte, konnte die Schweizer Firma *Roche* die weltweite Nachfrage nach Tamiflu® gar nicht bewältigen. Zudem wird immer häufiger beobachtet, dass sich die Oberfläche der Viren in kürzester Zeit so verändert, dass sie gegen die Neuraminidasehemmer in zunehmendem Maße resistent werden. Die Folge: Die Wirkung der Medikamente fällt schwächer aus als erwartet – oder bleibt sogar ganz aus.

Dennoch haben die deutschen Bundesländer im Herbst 2005 damit begonnen, Medikamente für den Fall einer Grippepandemie einzukaufen – doch nur für jeden fünften Bundesbürger stehen sie zur Verfügung. Allein Bayern hat rund 22 Millionen Euro dafür ausgegeben – für einen Wirkstoff, der im Falle des Falles vielleicht nicht einmal hilft. Eine 2010 vorgelegte Analyse belegt: Die Virenhemmer können gar nicht halten, was sie versprechen.

Wie bereits erwähnt nützen die Medikamente nur, wenn sie sofort bei Eintreten der ersten Symptome genommen werden. Nun hat sich jedoch auch noch gezeigt, dass die Daten, auf die sich die Wirksamkeit von Tamiflu® stützt, offensichtlich geschönt wurden. Ein internationales Gutachterteam der *Cochrane Collaboration*, eines Netzwerks von Wissenschaftlern, das systematische Übersichtsarbeiten zur Bewertung von medizinischen Therapien erstellt, stellte fest: Die im Jahre 2003 durchgeführten positiven Wirksamkeitsstudien, die allesamt vom Hersteller *Roche* selbst bezahlt wurden und auf deren Grundlage nun Staaten Millionenreserven des Mittels eingekauft hatten, waren gelinde gesagt unvollständig. Acht der zehn von ihnen bewerteten Studien seien niemals veröffentlicht worden, aber genau in diesen acht Studien befände sich der Beweis, dass Tamiflu® besser als ein Placebo wirke. Bei genauerer Betrachtung der Ergebnisse der einzigen beiden veröffentlichten Studien muss man jedoch zu dem Resultat kommen: Tamiflu® beugt der Gefahr einer Lungenentzündung infolge einer Grippe nicht besser vor als ein Placebo! Bis heute hat *Roche* die restlichen acht Studien nicht komplett freigegeben. Man kann nur Vermutungen anstellen, aber die Wissenschaftler der *Cochrane Collaboration* gehen davon aus, dass die tatsächliche Effizienz des Präparats verschleiert werden soll. Auch die Frage nach den Nebenwirkungen scheint offensichtlich erst in den fehlenden Studien eindeutig geklärt zu werden, die den Forschern auf Drängen nur zum Teil zur Verfügung gestellt wurden. So gibt es Hinweise, dass Tamiflu® im Zusammenhang mit psychotischen Zuständen gesehen werden muss, wie sie auch von japanischen Ärzten während des H1N1-Ausbruchs im Winter 2009 bei Kindern beobachtet wurden. Auch beim Konkurrenten Relenza® stoßen die Wissenschaftler auf Ungereimtheiten und Indizien für manipulierte Daten.

Wie auch immer die Wirksamkeit der bislang als einzig wirkungsvoll beschriebenen antiviralen Medikamente in Wirklichkeit aussieht – die Informationspolitik der Pharmakonzerne sollte uns zu denken geben. Wir müssen zwingend davon ausgehen, dass hier wieder weniger das ernsthafte Interesse an der Gesundheit der Menschen Leitgedanke ist, sondern nichts anderes als die Aussicht, sich auf der Basis unsauberer Methoden an der Angst der Menschen vor Epidemien und Pandemien zu bereichern. Die Pharmamogule nehmen dabei billigend in Kauf, nicht nur unrechtmäßig unsere Geldbeutel zu erleichtern, sondern auch unsere Gesundheit zu schädigen.

### *Cistus und die Grippe*

Fassen wir also zusammen: Die hohe Wandlungsfähigkeit der Grippeviren macht es nötig, jährlich neue Impfstoffe zu produzieren. Diese Impfstoffe beschränken sich jedoch auf nur sehr wenige Virusvarianten. Die gewünschte Schutzwirkung ist im Grunde ein Glücksspiel, bei dem wir unter Umständen völlig sinnlos unsere Gesundheit einsetzen, wenn wir die zahlreichen Nebenwirkungen und Spätfolgen von Impfungen berücksichtigen. Gegen H5N1, den Erreger der sogenannten Vogelgrippe, können derzeit sogar überhaupt keine Impfstoffe produziert werden, da man noch nicht weiß, ob und welche Virusvariante das Potenzial haben wird, von Mensch zu Mensch übertragen zu werden.

Ähnlich problematisch ist auch die Lage bei den derzeit zugelassenen Neuraminidase-Hemmern Tamiflu® und Relanza®. Zum einen sind die vorgelegten Studien, die eine Wirksamkeit der Präparate belegen sollen, alles andere als vertrauenswürdig, zum anderen sind erste Resistenzen gegen Tamiflu® bekannt geworden. Wenn es zu einem Auftreten einer von Mensch zu Mensch übertragbaren H5N1-Virusvariante kommen sollte, könnte diese im schlimmsten Falle bereits resistent gegen Tamiflu® oder Relanza® sein. Damit wären wir am Ende unserer therapeutischen Möglichkeiten. Wir brauchen also neue Therapeutika im Kampf gegen die Grippe, und zwar solche, die schnell zur Verfügung stehen und gegen die Viren keine Resistenzen bilden können.

In der ganzen Verunsicherung kommt immer wieder der Name einer Pflanze ins Spiel: Cistus incanus. »Lutschen gegen die Vogelgrippe«

titelte etwa Spiegel online am 22. Januar 2006 und berichtete über die vielversprechenden Forschungsergebnisse des staatlichen Friedrich-Loeffler-Instituts, der Berliner Charité und der Universität Münster bei der Untersuchung von Cistusextrakt, genauer gesagt Cystus 052® von Dr. Pandalis.

Oliver Planz vom Friedrich-Loeffler-Institut in Tübingen beschreibt die Wirkung von Cistus so: »Was wir in den letzten Jahren herausgefunden haben, ist, dass sich diese Polyphenole wie ein Film um ein virales Protein lagern und somit die Anheftung des … Grippevirus an die Wirtszelle verhindern. Man kann sich das folgendermaßen vorstellen: Stellen sie sich vor, Sie haben einen Haustürschlüssel und Sie wickeln den ein mit Tesafilm, dann werden Sie nicht mehr das Türschloss damit aufschließen können.«

Die Polyphenole des Extraktes aus Cystus 052® verkleben das Hämagglutinin an der Oberfläche der Viren. Diese können in der Folge nicht mehr in die Zellen eindringen. Nach den Erfolg versprechenden Ergebnissen in der Petrischale wurden die Tests an Mäusen fortgesetzt. Dabei wurden diese mit verschiedenen, sehr aggressiven Grippeviren infiziert. Danach ließ man einen Teil der Mäuse den Cistusextrakt inhalieren, um die Polyphenole gezielt in die Atemwege zu bringen, also dort, wo sich die Grippeviren am wohlsten fühlen.

Oliver Planz: »Die Ergebnisse haben unsere Erwartungen bei Weitem übertroffen.« Die mit Cystus 052® behandelten Mäuse zeigten keinerlei Symptome. Die Gruppe der Mäuse aber, die keinen Extrakt erhalten hatten, erkrankten alle sehr stark, die Hälfte von ihnen starb.

Als Oliver Planz jedoch seine Ergebnisse mit der sonst üblichen Behandlung mit Tamiflu® vergleichen wollte, verweigerte die Firma *Roche* dem Forscher die Reinsubstanz, die er für seine Untersuchungen gebraucht hätte – was unüblich ist, denn das Friedrich-Loeffler-Institut ist als Bundesforschungsinstitut für Tiergesundheit nicht kommerziell ausgerichtet. Wieder einmal machen sich die Pharmaproduzenten verdächtig, nur das Sichern der eigenen Pfründe im Auge zu haben und nicht die Gesundheit der Menschen.

Der nächste Schritt bestand in der Untersuchung der Wirkung von Cistusextrakt auf den Menschen. Diese wurde an der Charité in Berlin vorgenommen. Auch hier gab das Ergebnis allen Anlass zur Hoffnung, einen höchst wirksamen Stoff zur Bekämpfung von Grippe in den Händen zu halten: Von 141 Influenza-Erkrankten zeigten 112 nach der Behandlung mit Cystus 052® eine deutliche Besserung, und das quasi frei von Nebenwirkungen. Diesmal wurde den Patienten der Extrakt nicht zur Inhalation verabreicht, sondern in Form von Lutschtabletten, wie sie in der Apotheke erhältlich waren.

Cystus 052® scheint genau die Anforderungen zu erfüllen, die an eine Alternative zu den gegenwärtigen Grippemitteln gestellt werden, denn auch neueste virologische Untersuchungen belegen immer wieder die überraschend starke Gegenwirkung dieser Varietät der Graubehaarten Zistrose auf Influenzaviren, ohne dabei die gesunden Zellen zu schädigen.

Dabei ist der Wirkmechanismus von Cystus 052® für ein Grippemittel völlig neu. In einer Stellungnahme des Zentrums für Molekularbiologie der Entzündung (ZMBE) heißt es: »Während die derzeit zur Verfügung stehenden Anti-Influenza-Medikamente direkt virale Proteine angreifen und eine primäre Infektion von Zellen nicht verhindern können, hat CYSTUS 052 die Eigenschaft, durch chemisch-physikalische Interaktionen das Virus unspezifisch zu blockieren und damit die Infektion von Zellen zu verhindern.«

Dies wird mit den in Cystus 052® enthaltenen hochpolymeren Polyphenolen begründet, die mit den Proteinen auf der Virusoberfläche auf eine Weise interagieren, dass sie den Erreger davon abhalten, sich an die potenzielle Wirtszelle anzudocken. Dieser Angriff erfolgt unspezifisch, das heißt unabhängig davon, wie die Oberfläche des Virus beschaffen ist. Mutieren also die Antigene auf der Oberfläche, hat dies keinerlei Auswirkungen auf die Wirksamkeit von Cystus 052®. Es kommt nicht zur Resistenzbildung.

»Die Wirkungsweise ist also nicht pharmakologisch, sondern beruht auf unspezifischen physikalischen Wechselwirkungen, die auch für andere Viren gezeigt werden konnten. Pathogene Viren (z. B. humane Influenzaviren, Vogelgrippeviren, humane Schnupfenviren) werden somit am Eindringen in die Wirtszelle des Organismus gehindert.« Damit steigt die Hoffnung, dass sich Cistus incanus als ein Mittel herauskristallisiert, das längerfristig gegen viele Virenerkrankungen eingesetzt werden kann.

Professor Stephan Ludwig vom ZMBE fasst die Wirkweise wie folgt zusammen und gibt gleichzeitig einen Ausblick auf weitere Anwendungen: »Cystus 052® wirkt molekular durch eine unspezifische Bindung und Neutralisation der Viruspartikel. Eine antivirale Wirkung wurde von uns für Influenzaviren der verschiedensten Subtypen bereits gezeigt (H1N1, H5N1, H7N7, H3N2). Es ist daher davon auszugehen, dass Cystus 052® durch die unspezifische Wirkweise gegen alle Subtypen wirksam ist. Darüber hinaus handelt es sich bei dem neu aufgetretenen Schweineinfluenza-Erreger um eine Variante des H1N1-Subtyps, gegen dessen humane Verwandte Cystus 052® sich bereits als wirksam erwiesen hat. Ebenfalls gezeigt wurde, dass durch die unspezifische Wirkung virale Resistenzen vermieden werden. Außerdem liegt der große Charme von Cystus 052® in der Tatsache, dass man bei diesem Naturprodukt wegen des Fehlens von Nebenwirkungen auch prophylaktisch im Sinne eines ersten Abwehrschilds gegen Infektionen vorgehen kann.«

## Die Inhaltsstoffe von Cistus

Was ist das Geheimnis der Zistrose? Was genau verleiht Cistus incanus diese wundervollen Eigenschaften, die den Menschen im Kampf gegen Grippe und anderes Ungemach unterstützen können?

Das renommierte LEFO-Institut für Lebensmittel und Umweltforschung in Ahrensburg ist ein unabhängiges Handelslabor, das Analysen von Lebensmitteln, Kosmetika und Bedarfsgegenständen sowie von Wasser und Umweltproben durchführt. Hier wurden im Jahre 2000 die Inhaltsstoffe der Zistrose untersucht. Dabei wurde festgestellt: Cistus gehört zu den polyphenolreichsten essbaren Pflanzen überhaupt!

Doch das Ganze ist mehr als die Summe seiner Teile, und so lässt sich die Wirksamkeit von Cistus sicher nicht nur auf die Wirkung eines einzelnen Pflanzenbestandteils zurückführen. Auch wenn über die einzelnen Stoffe in den meisten Fällen noch wenig bis nichts bekannt ist, können wir davon ausgehen, dass die besondere Mischung aller Substanzen den Erfolg dieser Heilpflanze begründet.

Hier eine Auswahl:

- **Polyphenole.** Zu ihnen zählen verschiedene bioaktive Substanzen, die nur in Pflanzen vorkommen. Ihre Hauptfunktion ist der Schutz der lebenden Pflanzen, zum Beispiel vor Fressfeinden. Doch auch für den Menschen erweisen sie sich als gesundheitsfördernd, denn sie wirken gegen Bakterien und andere Erreger. Ihnen werden wir uns im Folgenden ausführlicher widmen.

- **Tannine.** Diese Gerbstoffe gehören zu den Polyphenolen und zeichnen für den herben Geschmack der Zistrose verantwortlich. Tannine wirken adstringierend, das heißt, sie haben eine zusammenziehende, straffende Wirkung, die bei der äußerlichen Anwendung als

Glättung der Haut zugutekommt. Zudem wirken sie antiseptisch, blutstillend und fördern das Abhusten bei Erkältungen.

- **Cineol.** Ein Pflanzenöl, das auch in Eukalyptus und in Lorbeer vorkommt und sehr aromatisch nach Kampfer riecht. Als solches wirkt es entspannend auf die Atemwege und Bronchien, befreit sie und wirkt schleimlösend. Im Zistrosentee gelöst, wirkt es positiv auf die Verdauung.

- **Limonen.** Dieses nach Orangen duftende Öl kommt in vielen Pflanzen vor, wo es in erster Linie der Abwehr schädlicher Insekten dient. Der Zistrose gibt es einen frischen Geschmack und einen stimmungsaufhellenden Duft.

- **Eugenol.** Dieses Pflanzenöl riecht in seiner Reinform intensiv nach Nelken und ist in Pflanzen wie Zimt, Lorbeer, Muskat, Kirschen und Bananen enthalten. In der Parfümindustrie wird es für den typischen orientalischen Duft eingesetzt. In der Heilkunde wirkt Eugenol antibakteriell, und sogar gegen Milben und Zecken. Es ist schmerzstillend und entzündungshemmend.

## Pflanzenvitamine

Cistus gehört zu den polyphenolreichsten essbaren Pflanzen überhaupt. Polyphenole sind der Schlüssel zum Geheimnis der Heilkraft von Cistus incanus.

Doch was sind Polyphenole überhaupt? Polyphenole gehören zu den sogenannten aromatischen Verbindungen und zählen zu den sekundären Pflanzenstoffen. Darunter versteht man ausschließlich in Pflanzen vorkommende Substanzen, die von der Pflanze in speziellen Zelltypen, die nur diese Funktion innerhalb des Organismus ausüben, gebildet werden und anders als die primären Pflanzenstoffe nicht für das Überleben der Pflanze notwendig sind. Sie verleihen den Pflanzen Aroma, Duft und Farbe, wirken als Schutz vor Umwelteinflüssen, Schädlingen und Krankheitserregern. Bislang sind etwa 30 000 verschiedene sekundäre Pflanzenstoffe bekannt, 10 000 davon finden sich in für Menschen verwertbaren Lebensmitteln. Enthalten sind sie u. a. in Obst, Gemüse, Salat, Getreide, Hülsenfrüchten, Nüssen, Samen und Kräutern.

Diese sekundären Pflanzenstoffe besitzen für den Menschen in vielerlei Hinsicht eine große Bedeutung und, wenn man so will, werden manche Pflanzen nur wegen der Wirkung, die diese chemischen Verbindungen auf den menschlichen Organismus ausüben, angebaut, zum Beispiel Kaffee oder Tee. In der Naturheilkunde werden sie *Phytamine* genannt, also »Pflanzenvitamine«, denn einige von ihnen können als Teil der Ernährung die Gesundheit fördern. Bekannt ist, dass die Sulfide des Knoblauchs Thrombose verhindern können, die Phytine im Getreide den Blutzuckerspiegel positiv beeinflussen können, Phenolsäuren aus Früchten die Verdauung fördern, Saponine aus Hülsenfrüchten und Hafer Entzündungen hemmen und Carotinoide in grünblättrigen Gemüsesorten sogar Krebs am Entstehen hindern können. Einige der sekundären Pflanzenstoffe sind freilich auch giftig für den Menschen, zum Beispiel Nikotin im Tabak und Atropin in der Tollkirsche. Beide aber bekommen als Rauschmittel und Stimulantien für die Menschen Bedeutung, ebenso, wenn auch in schwächerer Form, das Koffein der Kaffeepflanze.

Lange Zeit war nicht klar, warum Pflanzen diese sekundären Stoffe bilden. Mittlerweile ist man davon überzeugt, dass sie wichtige ökologische Aufgaben im Leben der Pflanze erfüllen, das heißt der Interaktion der Pflanze mit der Umwelt dienen und hier insbesondere zur Abwehr von Fressfeinden. Andererseits locken Pflanzen mit sekundären Pflanzenstoffen wie Aromen und Farbpigmenten Insekten zur Bestäubung an oder machen sich Früchtefressern schmackhaft, die dann für die Verbreitung der Samen sorgen.

## Polyphenole – das »Vitamin P«

Auch Polyphenole sind sekundäre Pflanzenstoffe und dienen der Pflanze als bioaktive Stoffe in Gestalt von Farbstoffen, Geschmacksstoffen und Tanninen, den pflanzlichen Gerbstoffen. Gerade die Letzteren kommen häufig in nährstoffreichen Pflanzen vor, wo sie durch ihren herb-bitteren Geschmack einerseits Fressfeinde vom Verzehr der Pflanze abhalten sollen, andererseits aber auch, wie in Wein, im Grünen oder Schwarzen Tee, für den menschlichen Gaumen den besonderen aromatischen Reiz ausmachen. Polyphenole bilden innerhalb der sekundären Pflanzenstoffe wiederum eine eigene Gruppe, in der ganz unterschiedliche Substanzen mit verschiedenen Funktionen zusammengefasst werden.

Grundsätzlich müssen Polyphenole im Hinblick auf die gesundheitsfördernde Wirkung besonders hervorgehoben werden. Früher wurden sie sogar als »Vitamin P« bezeichnet, wobei sich »P« auf *Permeabilität* bezieht, eine Bezeichnung, die auf eine Entdeckung in den 30er-Jahren des letzten Jahrhunderts zurückgeht: Man beobachtete eine Verminderung der Permeabilität (Durchlässigkeit) von Kapillargefäßen, der feinsten Blutbahnen, nach Gabe eines Extraktes aus Zitronensaft. Doch da es sich in Wirklichkeit nicht um Vitamine im engeren Sinne handelt, ist diese Bezeichnung nicht mehr üblich.

Anfang der 90er-Jahre erkannten amerikanische Wissenschaftler, dass Polyphenolen eine herausragende Bedeutung für die Gesundheit des Menschen zukommt. Sie beobachteten, dass Menschen, die viel Obst und Gemüse aßen, wesentlich seltener an bestimmten Krankheiten wie z. B. Krebs erkrankten als Personen, die wenig davon verzehrten. Das Spektrum der Polyphenole bietet einen umfassenden Schutz: Sie hemmen Krebsbildung, bekämpfen Mikroben und stärken das Immunsystem. Sie besitzen entzündungshemmende, antiallergische und gefäßerweiternde Eigenschaften – und sind wirkungsvolle Antioxidantien. Als solche fangen sie sogenannte freie Radikale ein und helfen so, deren negative Auswirkungen auf verschiedenste Stoffwechselvorgänge zu verhindern.

Pflanzen, die einen besonders hohen Gehalt an diesem Phytamin aufweisen, werden schon seit Längerem in der modernen Naturheilkunde eingesetzt, zum Beispiel die Blätter der Weinreben, Rotwein und der Saft des Granatapfels. Auch die Schale und das Fruchtfleisch der in Südostasien beheimateten Mangostanfrucht, Ginkgo, der Samen der in Süd- und Ostasien verbreiteten Perillapflanze und die chinesische Zitronenmelisse sind reich an Polyphenolen.

Der Vorteil von Polyphenolen gegenüber anderen sekundären Pflanzenstoffen wie den nur in Fett löslichen Carotinoiden: Sie sind hervorragend in Wasser zu lösen und können daher leicht als Tee eingenommen werden.

## Freie Radikale und ihre Gegenspieler

Polyphenole entfalten im Organismus eine ausgeprägte antioxidative Wirkung. Wie der Name besagt, sind Antioxidantien Stoffe, die eine Oxidation anderer Substanzen verhindern. Diese sind für den Organismus lebenswichtig, denn sie binden sogenannte »Sauerstoffradikale«, genauer: reaktive Sauerstoffspezies, im Körper. Die *freien Radikale,* die seit einigen Jahren ins Visier von Medizinern und Ernährungsexperten geraten sind, gehören zu dieser Spezies. Hier handelt es sich um besonders reaktionsfreudige Moleküle, die als Folge des Zellstoffwechsels entstehen, und zwar in den Mitochondrien der Zellen selbst. Zwar sind diese Molekülfragmente extrem kurzlebig – wenige Millisekunden! –, sie sind aber extrem reaktiv und schädigen nach ihrer Freisetzung für das Leben der Zelle wichtige Moleküle wie die DNA, die RNA und eine Vielzahl von Proteinen und Lipiden, aus denen die Zelle aufgebaut ist. Nichts in der Natur hat nur eine Seite, und so sind freie Radikale für bestimmte Prozesse in unserem Körper sogar nötig: Gerade weil sie so aggressiv sind, können sie den Organismus von abgestorbenen Zellen reinigen, welche den Körper ansonsten verschlacken würden und die Basis für Krankheit verursachende Mikroben aller Art bilden.

Wenn unser Körper normal arbeitet und die Sauerstoffradikale nur durch den Stoffwechsel selbst, also auf natürliche Weise, entstehen, kann jede Zelle im Organismus diese Oxidation verursachenden Stoffe neutralisieren, indem sie einen gewissen Vorrat an Gegenspielern, eben den *Antioxidantien,* aufgebaut hat. Es herrscht ein Gleichgewicht zwischen Oxidantien und Antioxidantien. Nimmt die Menge der Sauerstoffradikale aber in einem Maße zu, dass die Zelle überfordert wird und sie nicht mehr in der Lage ist, sich zu regenerieren und zu entgiften, kommt es zu einer Schädigung. Diese Schädigung wird als *oxidativer Stress* bezeichnet und führt unter anderem zur Lipidperoxidation, einem Prozess, bei der freie Radikale die Lipide, also Fettmoleküle, in der Zellmembran angreifen und zur Zerstörung der Zelle führen. Lipidperoxidation ist zum Beispiel für das Verderben von tierischen und pflanzlichen Ölen und Fetten zuständig – sie werden »ranzig«. Altersforscher gehen davon aus, dass der Alterungsprozess im Menschen ganz ähnlich funktioniert: Mit zunehmendem Lebensalter gepaart mit ungünstigen Umwelteinflüssen und mangelhafter Ernährung kommt das Gleichgewicht zwischen Oxidantien und Antioxidantien aus dem Ruder, und in den Zellen sammelt sich eine stetig wachsende Zahl geschädigter Zellkomponenten. Dies trägt zum Altern bei.

## Oxidativer Stress durch Umweltbelastung

Neben diesen als Nebenprodukt des Zellstoffwechsels entstehenden Sauerstoffradikalen begünstigen UV-Strahlung, Schadstoffe in der Luft, wie Ozon, und Chemie in den Lebensmitteln, wie Farbstoffe, Herbizide, Pestizide, die Bildung von freien Radikalen und damit die Entstehung von oxidativem Stress. Als besonders schädlich gilt der Genuss von Tabak und Alkohol. Jeder Stress, den wir unserem Körper antun, trägt zur vermehrten Bildung freier Radikale bei, Bewegungsmangel ebenso wie Leistungssport.

Oxidativer Stress wird in der jüngeren Forschung als eine wichtige Ursache für viele Zivilisationskrankheiten betrachtet und auch für neurologische Krankheiten wie Morbus Parkinson, Morbus Alzheimer, Chorea Huntington oder auch Amyotrophe Lateralsklerose (ALS) diskutiert. Einige Krebserkrankungen stehen im Verdacht, auf die Wirkung freier Radikale zurückzugehen. Auch bestimmte Herz-Kreislauf-Erkrankungen wie z. B. Arteriosklerose oder Koronare Herzkrankheit könnten durch oxidativen Stress mitbedingt sein.

Gesunde Zellen sind in der Lage, Substanzen wie Enzyme zu produzieren, sogenannte »Radikalfänger«, die die freien Radikale unschädlich machen und sie zerlegen können. Über die Nahrung wird ein großer Anteil weiterer Antioxidantien aufgenommen, zum Beispiel Ascorbinsäure (Vitamin C), Tocopherole (Vitamin E), Beta-Carotin, das Coenzym Q10 – und eben die Polyphenole. Wir brauchen also Vitamine und sekundäre Pflanzenstoffe, um unsere Zellen vor den schädigenden Einflüssen der freien Radikale zu schützen. Eine ausgewogene Ernährung muss daher genügend an antioxidativ wirksamen Stoffen reiche Lebensmittel beinhalten, und dies wird desto wichtiger, je größer die Belastung durch Umweltgifte wird. Diese finden sich vorwiegend in Obst und Gemüse. Das Problem: Die meisten Menschen nehmen nicht genügend pflanzliche Nahrung zu sich. Und selbst wenn, so müssen wir uns heute eingestehen, dass das im Handel befindliche Obst und Gemüse nicht mehr die Qualität und damit die Menge an Inhaltsstoffen bietet wie noch vor zehn oder zwanzig Jahren.

## Gesunde Ernährung ist die Basis

Wissenschaftler schlagen daher schon seit einigen Jahren Alarm, denn sie gehen davon aus, dass mehr als zwei Drittel aller Deutschen ab dem 50. Lebensjahr an konstantem oxidativem Stress leiden. Zwar werden wir nicht sofort krank, aber das Immunsystem ist erheblich geschwächt. Müdigkeit, Konzentrationsschwäche und Schlafstörungen sind die Folge. Auch bei jüngeren Menschen kommt es immer häufiger zu Mangelsituationen, was Vitamine und Mineralien und eben jene sekundären Pflanzenstoffe angeht. Gleichzeitig stellen wir fest, dass der Gehalt an Vitaminen und Mineralien in konventionell produziertem Obst und Gemüse wie Brokkoli, Spinat und Erdbeeren in den letzten zwanzig Jahren um bis zu 70 Prozent zurückgegangen ist. Der Grund: Weil wir erwarten, dass alle Gemüse- und Obstsorten das ganze Jahr im Supermarkt zur Verfügung stehen, geraten immer mehr Lebensmittel in den Handel, die weite Transportwege (Äpfel aus Neuseeland), starke Kühlung und lange Lagerzeiten (unreif geerntete Früchte) auf sich nehmen mussten. Lange Lagerzeiten vernichten Vitamine, und eine frühe Ernte bewirkt, dass Obst und Gemüse noch gar nicht das Maximum an Nährstoffen aufbauen konnten. Selbst eine schonende Zubereitung kann hier nicht mehr viel retten.

Viele Menschen greifen in dieser Situation zu den diversen Vitaminpräparaten, die genau deshalb im Handel sind, um Kapital aus der Angst vor der Unterversorgung an Vitaminen und Mineralien zu schlagen. Doch diese synthetisch hergestellten Produkte haben sicher nicht die gleiche Wirkung wie frisches und vollreifes Obst und Gemüse, da sie nicht die sekundären Pflanzenstoffe zur Verfügung stellen. Viele dieser Stoffe sind gegenwärtig noch gar nicht gut genug erforscht und können nicht künstlich produziert werden.

Wer sich also in der heutigen Zeit wirklich vor oxidativem Stress schützen möchte, der kommt nicht darum herum, sich gesund zu ernähren und vor allen Dingen auf die Qualität der Produkte zu achten, die er zu sich nimmt. Biologisch hergestellte, unbehandelte Ware, frei von Pestiziden und Herbiziden, ist unbedingt vorzuziehen, und Obst und Gemüse sollten frisch gekauft und nicht lange gelagert werden. Regionale Ware ist immer besser als solche, die erst einmal die halbe Welt umrundet hat, bevor sie auf dem Ladentisch landet. Am besten ist es, den Speiseplan an der Saison auszurichten, um sicherzustellen, dass die Früchte auch zur Vollreife gelangen konnten.

## Die antioxidative Kraft von Cistus

Fest steht: Polyphenole schützen den Zellstoffwechsel, bewahren die Zellen vor unkontrollierter Vermehrung und schützen die Gefäßwände. Bis vor Kurzem galten grüner Tee und Rotwein als die polyphenolreichsten Lebensmittel. Die Studie des LEFO-Instituts aus dem Jahre 2000 erbrachte jedoch ein überraschendes Ergebnis. Verglichen wurde das antioxidative Potenzial verschiedener Tees, Säfte, Rotwein und Vitamin C mit Cistustee und Cistus-Sud auf der Basis des Cistusextrakts Cystus 052® der Firma Dr. Pandalis. Dabei stellte sich heraus, dass die antioxidative Wirkung von Cistus weitaus höher liegt als die von grünem Tee, Rotwein oder Vitamin C, die bislang als Spitzenreiter gehandelt wurden.

Die Ergebnisse:

| | Antioxidative Kapazität (TAC) (mmol Trolox/Liter) |
|---|---|
| **Cistus-Sud** | 24,0 |
| **Cistustee** | 23,5 |
| **Grüner Tee** | 8,5 |
| **Holunderbeersaft** | 7,0 |
| **Vitamin C** (880 mg/Liter) | 5,6 |
| **Rotwein** | 5,3 |
| **Kirschsaft** | 4,8 |
| **Schwarzer Tee** | 3,1 |
| **Apfelsaft** | 1,0 |
| **Zitronensaft** (frisch gepresst) | < 1,0 |
| **Kamillentee** | < 1,0 |

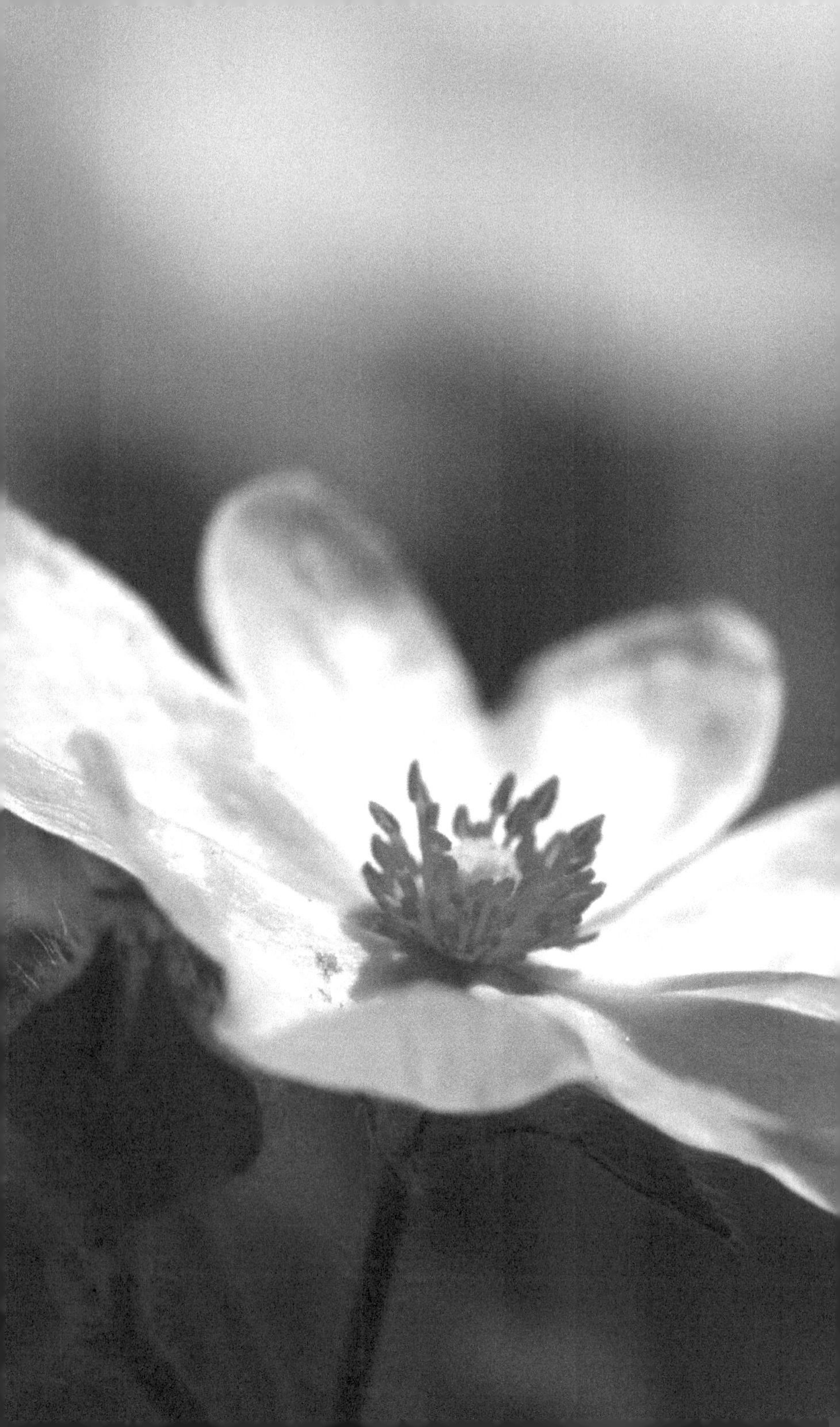

Mit anderen Worten: Die antioxidative Wirkung von Cistus ist dreimal so groß wie die des grünen Tees und viermal so stark wie die von Rotwein. Fazit: Schon ein Schnapsglas Cistustee hat dieselbe antioxidative Wirkung wie eine Tagesdosis Vitamin C! Da bestimmte Polyphenole auch antibakteriell wirken, kann man sie gegen Entzündungen, die durch Bakterien verursacht werden, einsetzen. Und die Polyphenole in Cistus haben auch eine starke fungizide (pilzhemmende) Wirkung, wie jüngst in einer Doktorarbeit an der Uni Münster belegt wurde. Eine weitere Untersuchung konnte zeigen, dass die Polyphenole in Cistus helfen, giftige Schwermetalle zum Beispiel von Umweltgiften, Zigarettenrauch oder Zahnfüllungen aus dem Körper auszuleiten. Die Wissenschaftler des LEFO-Instituts konnten zeigen, dass in Cistus eine ganz besonders wirkungsvolle Kombination an Antioxidantien enthalten ist. In einer Studie tranken Raucher zweimal täglich Cistustee. Am Ende der Untersuchung nach vier Wochen war der Cadmiumgehalt im Blut deutlich niedriger als zuvor.

Polyphenolreiche Lebensmittel können das Herz schützen, unterstützen die biologische Aktivität von Vitamin C und helfen dem Körper, mit seinem Vitamin-E-Pool sparsam umzugehen. Polyphenole beugen der vorzeitigen Hautalterung vor, unterstützen die Neubildung von Kollagen und sind für ihre endothelschützenden Eigenschaften bekannt. Der Cistusextrakt hat eine natürliche Barrierefunktion für die Schleimhaut gegen Viren und Bakterien. Cistusextrakte können sowohl äußerlich wie auch innerlich angewendet werden.

# Wo Cistus hilft

Die Wirksamkeit von Cistus incanus gegen Grippeviren gehört sicherlich zu den spektakulärsten und bedeutsamsten Wirkungen dieser alten Heilpflanze. Hier eröffnen sich für die moderne Naturheilkunde, aber auch für die Medizin im Allgemeinen ganz neue Perspektiven. Mit den Wirkstoffen der Graubehaarten Zistrose, insbesondere der Varietät Cistus incanus ssp. Pandalis, ist uns ein wirkungsvolles Mittel in die Hand gegeben, das uns ein Stück Wahlfreiheit in Bezug auf unsere Gesundheit zurückgeben kann. Die Panikmache der Pharmariesen und der von ihnen gesteuerten Medien fällt bei Weitem nicht mehr auf den fruchtbaren Boden, den sie sich wünschen, wenn es Möglichkeiten gibt, dass jeder Einzelne sich selbst gegen die Gefahren von Epidemien oder gar Pandemien wappnen kann – und nicht angewiesen ist auf die sündteuren und zum Teil nutzlosen chemischen Keulen, die uns bislang als einzige Alternative angepriesen wurden. Mit Cistus ist möglicherweise erst der Anfang einer Emanzipation der Menschen von Pharmagläubigkeit gemacht. Wie viele andere Pflanzen ganz ähnlich wie Cistus incanus noch ihre Heilgeheimnisse im Kampf gegen die großen Krankheiten der gegenwärtigen Zivilisation lüften werden, wird die Zukunft zeigen.

Doch wie bereits angedeutet kann Cistus weit mehr als nur Grippeviren unschädlich machen. Die antibakterielle Wirkung und die Schwermetall bindende Kraft wurden bereits angesprochen. Im Folgenden sollen nun die wichtigsten weiteren Gesundheitsbereiche angesprochen werden, in denen Cistus incanus schon heute Erfolge erzielt oder kurz davorsteht. Viele der modernen Erkenntnisse schließen nahtlos an das Wissen unserer Vorfahren an und bestätigen es. Doch auch neues Wissen konnte von engagierten Forschern ans Licht befördert werden, das uns immer größeren Respekt vor dieser an sich unscheinbaren Pflanze aus dem Mittelmeerraum abnötigen muss. Cistus incanus ist sicher kein Allheilmittel oder gar eine Wunderpflanze. Aber das, was diese Pflanze jetzt schon für uns zu tun vermag, grenzt fast daran – und lässt uns nur staunend zurück.

## Cistus für die Haut

Die Haut ist unser größtes Organ und hat zahlreiche wichtige Funktionen zu erfüllen. Sie reguliert den Wasserhaushalt, die Körpertemperatur, schützt uns vor Druck, Kälte und Hitze und reagiert auf die unterschiedlichste Weise auf Reize von außen und von innen. Um die Haut, die in der Regel nicht von Kleidung bedeckt ist, besonders gut vor den Witterungseinflüssen zu schützen, ist die richtige Pflege entscheidend. Die traditionelle Anwendung von Cistus zur Pflege der Haut und bei Hautkrankheiten ist schon seit der Antike belegt.

Die positiven Effekte von Cistus auf die Haut kann jeder im Selbstexperiment feststellen. Dass Cistus eine starke adstringierende, das heißt straffende Wirkung auf die Haut und die darunter liegenden Bindegewebe besitzt, spürt man schon nach der ersten Anwendung. Die Haut wird sichtlich glatter, kleine Fältchen verschwinden. Wenn Sie mal wieder zu lange gearbeitet, schlecht geschlafen oder auf einer Party die Nacht zum Tage gemacht haben, betupfen Sie Ihr Gesicht einfach mit abgekühltem Cistustee. Im Nu sehen Sie wieder frisch aus – und fühlen sich auch so!

Auf Grund des hohen Polyphenolgehalts empfiehlt sich ein mehr oder weniger regelmäßiger Genuss des Tees zur Stärkung des Immunsystems, zur Vorbeugung von Herz- und Kreislauferkrankungen, zur Regulierung des Cholesterinspiegels und im Sinne einer Krebsprophylaxe.

Auf Chalkidiki, wo die Menschen täglich Cistustee trinken, gibt es angeblich besonders viele 100-Jährige. Anti-Aging ist ein schreckliches modernes Schlagwort, aber vielleicht hilft der angenehm schmeckende Tee aufgrund seiner antioxidativen Wirkung, dass man nicht innerlich »verrostet«.

Doch neben diesen einfachen kosmetischen Anwendungen hilft Cistus auch bei sogenannter Problemhaut. Mehrere Studien bestätigen, dass die äußerliche Anwendung von Cistustee bei bakteriell bedingten

Hauterkrankungen wie Akne und Ekzemen heilsam ist. Eine weitere Studie konnte zeigen, dass Cistustee sowohl äußerlich aufgetragen als auch als Tee konsumiert bei einer signifikanten Anzahl von Kindern zur Verbesserung der Haut bei Neurodermitis führte. Bei allergischen Hautproblemen stillt Cistus den Juckreiz und beugt Entzündungen vor.

### Neurodermitis

Neurodermitis zählt zu den häufigsten chronischen Erkrankungen der Haut. Allein in Deutschland sind nach Schätzungen bis zu sechs Millionen Menschen davon betroffen – die jährliche Zuwachsrate beträgt sieben bis zehn Prozent. Neurodermitis, auch atopisches Ekzem genannt, ist eine vererbte, nicht ansteckende Krankheit, deren Symptome sich im Hautbild spiegeln: rote, schuppende, manchmal auch nässende Ekzeme auf der Haut, begleitet von einem oft ins Unerträgliche gehenden Juckreiz. Die Krankheit ist chronisch, erfolgt aber in der Regel schubweise und kann sich abhängig vom Lebensalter in ihrer Erscheinung verändern. Weil Neurodermitis genetisch bedingt ist, gilt sie als nicht heilbar, doch benötigt sie Auslöser, um zu entstehen. Das heißt: Nicht jeder Mensch mit der entsprechenden Disposition muss eine Neurodermitis entwickeln. Erst wenn auslösende Momente hinzukommen, treten die Ekzeme auf. Babys und Kleinkinder sind sehr häufig betroffen. Beobachtet wurde, wie beispielsweise der Übergang vom Abstillen des Säuglings hin zur Umstellung auf Kuhmilch die Krankheit auslösen kann.

Dabei ist wichtig zu verstehen, dass Neurodermitis sich zwar auf der Haut zeigt, im Grunde aber keine Hautkrankheit ist. In Wirklichkeit handelt es sich um eine Erkrankung des ernährungsbedingten Stoffwechsels, bei der verschiedene Faktoren zusammenspielen. Neben der genetischen Disposition kommt häufig ein gestörtes Immunsystem hinzu. Auch psychosomatische Aspekte spielen eine Rolle, so können Stresssituationen, Überlastungen, schwere Erkrankungen und psychische Belastungssituationen Schübe auslösen. Immer wieder wird auch eine gestörte Darmflora bei Neurodermitispatienten diagnostiziert, und auffällig ist auch die allgemeine Hautschwäche, welche die Haut zum Symptomträger Nummer eins bei den Betroffenen macht. Schon geringe Anlässe wie Pollen, klimatische Bedingungen, Tierhaare, Farb- und Zusatzstoffe in der Nahrung, Kleidung, Impfungen sowie der leider weit verbreitete Sauberkeitswahn mancher Menschen können die Neurodermitis provozieren. Parallel entwickeln sich nicht selten Asthma, Nesselsucht, Heuschnupfen und andere Allergien.

Typischerweise zeigt sich Neurodermitis in einem Kribbeln und Jucken der Haut, das sich bis ins Unerträgliche steigern kann. Betroffene reagieren darauf häufig mit Kratzen, das zu weiteren Irritationen führt, die wiederum mit Kratzen beantwortet werden – bis die Haut schmerzhaft blutet. Es bilden sich schuppende oder nässende Ekzeme an typischen Stellen wie Armbeugen, Kniekehlen sowie der Hals- und Gesichtspartie. Diese bilden Einfallstore für Bakterien und Pilze, die Entzündungen hervorrufen.

Neurodermitis ist meist nicht heilbar, aber die mit den Symptomen einhergehenden Beschwerden können gelindert werden. In der konventionellen Therapie wird bei akuten Schüben das Nebennierenrindenhormon Cortisol verschrieben – wenn sich die Stellen bakteriell entzünden, auch Antibiotika. Gerade aber cortisolhaltige Medikamente können sich als problematisch erweisen, denn ihre Wirkung basiert auf der massiven Unterdrückung der an sich natürlichen Antwort des Immunsystems auf äußere Einflüsse. Abgesehen von den starken Nebenwirkungen kommt es zudem nach der Beendigung der Behandlung oft zu einer Verschlechterung.

Wie kann der Haut auf eine weniger belastende Weise geholfen werden? Seit Jahrtausenden wird Cistus incanus bei Hautleiden angewendet, und so bietet die Heilpflanze auch an Neurodermitis Erkrankten Linderung. Der Kinderarzt Professor Günther Wiese aus Hamm beobachtete bei einer über vier Wochen dauernden Anwendung bei 18 Neurodermitikern eine klare Verbesserung des Hautbildes bei über 60 Prozent – alles ohne Zusatzbehandlung mit Cortisol. In einer weiteren Studie behandelte Professor Wiese 95 Patienten mit ausgeprägter Neurodermitis, die trotz medikamentöser Dauertherapie sowie Maßnahmen wie UVA-Bestrahlung keinen befriedigenden Hautzustand erreichten, zusätzlich äußerlich und innerlich mit Cistustee: die Kinder wurden zweimal täglich mit einem Cistus-Sud abgewaschen und bekamen zusätzlich eine Tasse Cistustee täglich. Bei rund zwei Drittel der Patienten kam es zu einer sehr guten bis befriedigenden und meist auch recht schnellen Verbesserung der Haut. Auch bei der anschließenden Langzeitanwendung kam es nicht zu einem Nachlassen der Wirkung von Cistus. Dies sind sehr ermutigende Erfolge, die vielen Neurodermitikern Hoffnung geben können.

Zunächst einmal muss die Haut selbst gepflegt werden. Da die Haut von Neurodermitikern extrem trocken ist und kaum Feuchtigkeit speichern kann, empfiehlt sich eine tägliche Basispflege aus hochwertigen öl- und fetthaltigen Salben und Cremes. Auf diese Weise wird die Barrierefunktion der Haut gestärkt, und die Empfindlichkeit der Haut gegenüber Einflüssen aus der Umwelt und dem Eindringen von Allergenen wird gemindert.

Ein Produkt aus dem Hause Dr. Pandalis hat sich hier besonders bewährt: Cystus® Bio Salbe kombiniert die bereits von alters her bekannte wohltuende Wirkung der Zistrose auf die Haut mit hochwertigen, rein natürlichen Pflegestoffen. Die Cystus® Bio Salbe enthält Mandelöl und Bienenwachs und kann so auch trockene und empfindliche Haut besonders gut schützen. Der besonders hohe Anteil an Zistrosenextrakt stabilisiert die Haut und wirkt beruhigend auf rissige und juckende Hautpartien. Die Salbe wird zur Intensivpflege mindestens zweimal täglich dünn auf die betroffenen Hautpartien aufgetragen, bei Bedarf auch öfter. Da bei der Herstellung konsequent auf chemische Zusätze verzichtet wird und nur eine überschaubare Anzahl von Bestandteilen (Mandelöl, Bienenwachs, Cystus®-Extrakt, Wasser und sonst nichts) verarbeitet werden, ist Cystus® Bio Salbe auch für allergiegefährdete Menschen gut geeignet.

Waschungen und Umschläge mit Cistus-Sud in akuten Fällen können den Juckreiz lindern. Zusätzlich beugt die antibakterielle Wirkung Entzündungen vor und hilft so der Haut, sich zu regenerieren. Zusätzlich sollte Cistustee regelmäßig getrunken werden, um so auch von innen heraus den Organismus zu stärken.

### Akne

Akne ist die weltweit häufigste Hauterkrankung. Fast 90 Prozent aller Jugendlichen haben gegen die lästigen und unschönen Papeln, Pickeln und Pusteln zu kämpfen, bis zu 30 Prozent müssen sich sogar einer medizinischen Therapie unterziehen, um der Lage einigermaßen Herr zu werden. Bei der Akne entzünden sich die Talgdrüsenfollikel der Haut, die sich primär im Gesicht, an der Brust und am Rücken befinden. Akne tritt zwar hauptsächlich als sogenannte *Acne vulgaris* während der Pubertät auf, um dann meist gegen Ende des dritten Lebensjahrzehnts wieder abzuklingen, aber sie kann jeden Menschen in jedem Alter treffen. Neben einer genetischen Anlage, ungesunder Lebensweise und damit einhergehenden Stoffwechselstörungen, Rauchen und Stress sind die Hauptverursacher der Entzündungen Bakterien.

In der Schulmedizin greift man gerne auf Antibiotika, säurehaltige Cremes und bei Frauen auch auf die Gabe von Hormonen zurück. In jedem Falle ist es ein langwieriger und oft von vielen Fehlschlägen gesäumter Weg, der die Betroffenen psychisch oft sehr belastet.

Cistus incanus ist dank der antibakteriellen Kraft ein probates und vor allen Dingen natürliches Mittel, um der erkrankten Haut auf milde und schonende Weise zu helfen. Im Chemischen Labor Dr. Weßling in Altenberge gelang es in einem Versuch, nachzuweisen, dass Cistusextrakt das Wachstum des Aknebakteriums Propionibacterium acnes hemmt. Schon 1993 führte an der Fachklinik für Hauterkrankungen in Bad Rothenfelde der leitende Arzt Dr. Rainer H. Wölbling eine Studie mit vier Aknepatientinnen durch. Die Patientinnen erhielten den Auftrag, die von Akne betroffenen Partien zweimal täglich mit einer Cistuslösung zu bestreichen. Bei allen Patientinnen gingen nach 28 Tagen die aknebedingten Entzündungen deutlich zurück.

Es hat sich bewährt, wie folgt vorzugehen: Bereiten Sie sich einen Aufguss und stellen Sie ihn im Badezimmer in einem Gefäß bereit. Die Anwendung sollte jedoch nur auf gereinigter Haut erfolgen, also am besten nach dem Duschen. Nachdem Sie sich ganz normal abgetrocknet haben, tragen Sie die Tinktur mit einem Wattepad auf die Haut auf. Wichtig ist, dass Sie die Tinktur auf der Haut an der Luft trocknen lassen. Es ist möglich, diese Prozedur mehrmals am Tag durchzuführen.

## Weitere Einsatzgebiete

Cistus incanus besitzt neben der gut belegten antiviralen Kraft auch eine antibakterielle, wie sie beispielsweise bei der Behandlung von Akne zur Geltung kommt. Doch auch andere Bereiche des Organismus, die gerne von Entzündungen betroffen sind, können davon profitieren, zum Beispiel unsere Schleimhäute.

### Aphthen

Bei verschiedenen Formen von Aphthen, das sind zum Teil äußerst schmerzhafte, bläschenförmige Entzündungen vor allem der Mundschleimhäute, konnte Cistus erfolgreich zum Einsatz kommen. Der Zahnarzt und Kieferorthopäde Dr. Heinz-Werner Feldhaus aus Hörstel beobachtete über einen Zeitraum von neun Monaten zwanzig Probanden, die an unterschiedlichen Formen von Aphthen litten. Dabei stellte er fest, dass durch Spülungen mit Cystus 052®-Sud sich die Beschwerdefreiheit deutlich früher einstellte und sich die Dauer des Befalls stark verkürzte. »Vergleicht man die Ergebnisse mit den Erfolgen herkömmlicher Methoden, so kann gesagt werden, dass die Behandlung mit Cistus eindeutig einen Fortschritt, wenn nicht gar einen Durchbruch in der medikamentösen Behandlung der Aphthosen darstellt«, so der Zahnarzt in seinem Bericht.

### Hämorrhoiden

Bei Schleimhautreizungen im Genitalbereich, aber auch bei Hämorrhoiden kann Cistus in Form von Sitzbädern helfen. Zwei Feldstudien hierzu laufen in Österreich. Obwohl die Ergebnisse noch ausstehen, berichten Praktiker bereits über beachtliche therapeutische Erfolge. Bei Hämorrhoiden wird ergänzend auch die Pflege mit Cystus® Bio Salbe empfohlen, vor allen Dingen bei milden Verläufen, denn sie lindert den Juckreiz und hilft der gereizten Haut, sich zu regenerieren. Bei einem Sitzbad ist darauf zu achten, dass die Temperatur handwarm sein und das Bad nicht länger als fünf Minuten dauern sollte. Geben Sie selbstgekochten Cistus-Sud (ca. 10 g Cistustee in 200 ml Wasser fünf Minuten sieden) oder den fertigen Cystus 052®-Sud in das Wasser. Zwei Bäder am Tag genügen.

### Karies und Parodontose

Naturheilkundlich ausgerichtete Zahnärzte empfehlen Cistus incanus als eine wirkungsvolle Karies- und Parodontoseprophylaxe und auch zur Reduzierung von Mundgeruch oder zur Vorbeugung von Infektionen nach zahnmedizinischen Eingriffen. Forscher der Universität Freiburg haben in einem von der Deutschen Forschungsgemeinschaft geförderten Projekt belegt, dass Mundspülungen mit abgekühltem Cistustee die Aggressivität von Enzymen im bakteriellen Zahnbelag verringern. Das regelmäßige Spülen des Mundes nach dem Zähneputzen schützt besser vor der Bildung von bakteriellem Zahnbelag als Zähneputzen allein.

## Mandelentzündung

Auch die Heilung von entzündlichen Prozessen im Mund-, Hals- und Rachenraum, zum Beispiel Mandelentzündung, Zahnfleischsaumentzündung und Druckstellen durch das Tragen von Prothesen, kann durch das Spülen und Gurgeln mit Cistustee positiv beeinflusst werden.

An der Universität des Saarlandes wurde Cystus 052® mit Erfolg gegen Mandelentzündungen und sonstige Entzündungen des Mund- und Rachenraumes eingesetzt. Nach drei Behandlungstagen waren die Schmerzen deutlich reduziert oder verschwunden, die Entzündungen deutlich rückläufig.

Eine Studie mit 113 Patienten, die an Tonsillopharyngitis (Mandelentzündung) litten, führte Professor Holger Kiesewetter vom Institut für Transfusionsmedizin der Charité Berlin durch. In einem ersten Durchgang erhielten 53 Patienten Cystus 052®-Sud und 18 Patienten grünen Tee, mit dem sie tagsüber alle drei Stunden gurgeln sollten, das Ganze über eine Woche. Bei 60 Prozent der Gruppe, die mit Cystus 052® gegurgelt hatte, verschwanden schon nach drei Tagen die Beschwerden, während es bei der Gruppe mit grünem Tee nur 17 Prozent waren. Am Ende der Woche waren drei Viertel der Cystus 052®-Patienten beschwerdefrei, aber nur ein Drittel der Grüne-Tee-Patienten. Die Ergebnisse konnten bei 42 weiteren Patienten mit Mandelentzündung bestätigt werden: Bei 76 Prozent waren die Beschwerden nach spätestens einer Woche Therapie abgeklungen. Wichtig ist, so Kiesewetter, schon sehr früh mit der Behandlung zu beginnen, denn wenn sich einmal starke Beschläge auf den Gaumenmandeln gebildet haben und es zu heftigen Schluckbeschwerden gekommen ist, helfen in der Regel nur noch Antibiotika. Also möglichst schon bei den ersten Anzeichen von Halsschmerzen mit dem Gurgeln von Cistus beginnen, dann kann eine Antibiotika-Therapie unter Umständen vermieden werden.

## Pilzerkrankungen

Ein weiterer wichtiger Bereich, in der sich Cistus bislang als probates Mittel bewährt hat, ist die Bekämpfung von Pilzerkrankungen im Körper. In einer Studie aus dem Jahr 1999 konnte Dr. Artur Harz aus Bad Bederkesa in Labortetsts zeigen, dass Cistus in der Lage ist, das Wachstum von Pilzen wie dem gefährlichen Candida albicans zu hemmen, und das fünfzehnmal stärker als der bislang in naturheilkundlichen Kreisen favorisierte Extrakt aus dem Bienenprodukt Propolis. Candida albicans ist ein Hefepilz, der sich gerne in den Schleimhäuten ansiedelt und sich dort von Süßigkeiten, Weißmehlprodukten und Alkohol ernährt. Neben Blähungen und Heißhungeranfällen produziert er große Mengen giftiger Substanzen, die den Körper und besonders die Leber schwer belasten können. Chronische Krankheiten sind oft die Folge. Es wird daher empfohlen, zur Unterstützung bei einer Therapie von Pilzerkrankungen neben der nötigen Ernährungsumstellung auch regelmäßig Cistustee zu trinken, denn er hilft nicht nur bei der Bekämpfung des Pilzes, sondern bringt auch die Darmflora wieder ins Lot.

## Borreliose?

Interessante, wenn auch nicht wissenschaftlich belegte, Beobachtungen machten verschiedene Nutzer von Cistus im Zusammenhang mit Zeckenbefall und Borreliose. So stellten Hundebesitzer fest, dass der durchschnittliche Zeckenbefall bei den Tieren eklatant zurückging, wenn diesen Cistus verabreicht wurde. Bei einem Test, der mit 48 Hunden über zwanzig Tage durchgeführt wurde, fand man statt normalerweise 150 Zecken im Durchschnitt pro Hund – gar keine mehr!

Der Effekt trat bereits nach fünf Tagen auf. Auch bei Menschen, die regelmäßig Cistustee tranken, verschwand angeblich der Zeckenbefall. Andere Nutzer berichten, dass die typischen Symptome von Borreliose wie Gelenkschmerzen, unter denen sie jahrelang litten, während der Einnahme des Tees deutlich zurückgingen oder sogar verschwanden. Ob sich diese Effekte bestätigen lassen, müssen künftige Forschungen erweisen. Gegenwärtig sollten Aussagen wie »Cistus heilt Borreliose«, wie sie in den Medien immer wieder zu lesen sind, mit großer Vorsicht betrachtet werden und eher in die Kategorie irreführender Werbeversprechen gepackt werden, denn es gibt – wie gesagt – keinen einzigen wissenschaftlichen Beweis dafür. Die hier beschriebenen Erfahrungen könnten aber den Impuls liefern, die Forschung an dieser wunderbaren Pflanze aus der Macchie in diese Richtung auszudehnen.

# Anwendungen

Cistus incanus kann auf verschiedene Weise zum Einsatz kommen.

## Cistustee

Die gebräuchlichste Anwendung von Cistus incanus ist das Trinken eines Aufgusses aus dem Kraut selbst. Der Cistustee hat eine goldgelbe Farbe und schmeckt aromatisch mit einer leicht bitteren, harzigen Note. Den meisten Menschen schmeckt er gut und sie können ohne Mühe mehrere Tassen trinken. Er besitzt, im Gegensatz zu Kaffee, grünem oder schwarzem Tee, keine aufputschende Wirkung und ist sehr gut bekömmlich. Einzige »Nebenwirkung«: Die starken Farbstoffe, die sich durch das Aufgießen mit kochendem Wasser lösen, sind sehr hartnäckig, wenn sie auf Textilien, unbehandelten Stein oder unbehandeltes Holz geraten. Auch in Tassen und Kannen hinterlassen sie schneller als andere Teesorten einen braunen Rand, gerade, wenn die Gefäße länger gestanden haben. Diese Flecken können aber in der Spülmaschine problemlos entfernt werden. Wer mit der Hand spült, tut sich leichter, wenn er die Tassen entsprechend nach Gebrauch gleich einweicht. Auch der Einsatz von Natron hilft bei der Reinigung.

Der Tee wird wie schwarzer Tee gekocht. Pro Tasse rechnen Sie einen gehäuften Teelöffel, auf einen ganzen Liter zwei gehäufte Esslöffel. Übergießen Sie das Kraut mit kochendem Wasser und lassen Sie den Tee etwa fünf Minuten ziehen. Ein Tee-Ei oder ein Teesieb sind ideal für die tägliche Anwendung. Cistuskraut ist so reichhaltig, dass Sie den Tee auch ein zweites Mal aufgießen können. Dann ist der Geschmack etwas milder.

Der Purist genießt das blumig-würzige Aroma natürlich pur, aber wer möchte, kann den Tee mit etwas Honig oder einem anderen natürlichen Süßungsmittel wie Rohrohrzucker oder Agavendicksaft verfeinern. Ein paar frische Blätter der Stevia-Pflanze oder des Aztekischen Süßkrauts, das sich zusätzlich noch durch ein minziges Aroma kennzeichnet, geben ebenfalls eine süße Note.

Überhaupt lässt sich das Grundrezept um zahlreiche Variationen erweitern, indem einfach weitere Lieblingskräuter zugesetzt werden. So ergibt die Beigabe von frischer oder getrockneter Minze ein erfrischendes Getränk, Zitronenmelisse verleiht dem Tee eine spritzige Note und Lindenblüten geben ein liebliches Aroma. Da die Wirkstoffe von Cistus auch im kalten Zustand erhalten bleiben, kann der Tee auch im Sommer als Eistee serviert werden, wo er dank seines herbfrischen Geschmacks zu einem besonders wertvollen Durstlöscher wird, der mit einem Schuss Zitrone verfeinert werden kann. Im Winter hingegen lohnt es sich, durch Beigabe von Zimt, Nelke und Kardamom sowie Ingwer einen wärmenden Gewürztee zu kochen. Auch mit Fruchtsäften lässt sich Cistustee hervorragend kombinieren, ob heiß oder kalt.

## Cistus-Sud

Der Cistus-Sud ist im Grunde nichts anderes als ein etwas stärkerer Cistustee. Sie können ihn ganz leicht selbst herstellen, indem Sie eine Handvoll Cistuskraut (ca. 10 g) in einen Kochtopf geben (am besten einen mit Stiel, sodass Sie später den Sud leichter umfüllen können) und mit einem halben bis ganzen Liter Wasser übergießen. Dann erhitzen Sie das Ganze langsam, lassen es aufkochen und danach weitere fünf bis zehn Minuten bei schwacher Hitze vor sich hin köcheln. Der Sud wird dann durch ein Sieb gegossen und in Flaschen abgefüllt, die im Kühlschrank aufbewahrt werden können – oder auf Handtemperatur abgekühlt und sofort verwendet werden, zum Beispiel für Waschungen. Gekühlt hält der Sud allerdings nur eine Woche und sollte daher in diesem Zeitraum aufgebraucht werden.

Das Harz der Zistrose erweist sich auch hier als besonders hartnäckig. Waschbecken und Badewannen sollten nach der Verwendung gleich gereinigt werden, denn die Farbe des Suds haftet stark an der Keramik. Wer den Sud als Tinktur im Kopfbereich anwendet und ihn auf der Haut eintrocknen lassen möchte, der sollte unbedingt ein altes Handtuch unterlegen. Dunkle Kleidung zu tragen ist sicher praktischer als helle. Sollte doch einmal etwas Sud auf die Kleidung tropfen, hilft ein Vorwaschspray vor dem Waschen, das Harz zu lösen.

Cistus-Sud kann natürlich auch innerlich verwendet werden und ergibt mit heißem Wasser verdünnt ein Teegetränk, das genau wie der Aufguss verwendet werden kann. Als Cystus 052®-Sud hat Dr. Pandalis ein eigenes Produkt auf den Markt gebracht, das insbesondere zur Ausleitung und Reinigung von angehäuften Schwermetallen (insbesondere Cadmium) aus dem Magen-Darm-Trakt empfohlen wird, die zum Beispiel durch starkes Rauchen oder Amalgamfüllungen dort angelagert wurden.

## Cistus-Kapseln

Ganz unproblematisch im Umgang ist die innerliche Anwendung von Cistus incanus in Form von Kapseln, wie sie immer wieder im Handel angeboten werden. Diese Kapseln enthalten den Extrakt aus der Pflanze, der aus einem wässrigen Aufguss gewonnen wird. Dieser Aufguss wird zum Sud eingedickt und einem Trocknungsverfahren unterzogen. Dadurch ist der Polyphenolgehalt im Extrakt deutlich höher als im Sud oder Tee. Mit diesem Extrakt werden dann Kapseln befüllt. Für viele Menschen, die den Geschmack von Cistustee nicht mögen, ist die Einnahme dieser Kapseln eine Alternative. In der Regel wird von den Herstellern empfohlen, zwei Kapseln am Tag zu sich zu nehmen.

Jedoch sollte zweierlei bei diesen Produkten bedacht werden: Das Schlucken von Zistroseextrakt dient lediglich der Verbesserung der allgemeinen Befindlichkeit des Organismus und hilft dem Körper auf lange Sicht, eine stärkere Immunabwehr aufzubauen, ganz wie der Tee. Für die akute Situation, also bei einer sich anbahnenden Erkältung oder gar einem grippalen Infekt, nützt eine solche spontane Zufuhr überhaupt nichts, denn die Wirksamkeit der Polyphenole bezieht sich nur auf den unmittelbaren Kontakt mit den Krankheitserregern, und der erfolgt nun mal nicht über den Magen, sondern über die Mundhöhle und den Rachenraum.

Grundsätzlich gilt: Für die antivirale Wirkung ist entscheidend, dass der Extrakt in Form von Pastillen gelutscht, als Lösung gegurgelt oder inhaliert wird. »Ein Schlucken der Wirkstoffe kann nicht gegen Grippeviren helfen, da die wirksamen Inhaltsstoffe vom Darm praktisch nicht aufgenommen werden«, erklärt Prof. Stephan Ludwig von der Universität Münster. Kapseln, die zum Schlucken angeboten werden, können demnach keine Wirkung gegen Viren haben. Versprechungen, die für diese Kapseln in diese Richtung abgegeben werden, sind also mehr als problematisch und entbehren jeglicher wissenschaftlicher Grundlage.

Zum anderen wird auch für diese Produkte oft mit den Studien geworben, die Dr. Pandalis für den von ihm entwickelten Extrakt Cystus 052® durchführen ließ. Es kann jedoch nicht genug betont werden, dass die besonderen Ergebnisse, die für Cistus incanus in diesen Studien erzielt werden konnten, sich auch nur auf die besondere Varietät der Graubehaarten Zistrose, Cistus incanus ssp. Pandalis, beziehen, die eben besonders reich an Polyphenolen ist. Daher lassen sich die Erfolge der Produkte, die auf Cystus 052® basieren, nicht auf andere Zistroseprodukte übertragen. Es ist davon auszugehen, dass Zistrosenprodukte anderer Hersteller Pflanzenextrakte mit ungewisser Herkunft und fehlendem wissenschaftlichen Wirkungsnachweis sind. Dies muss nicht bedeuten, dass sie keine Wirkung haben, aber alle Forschungsergebnisse bescheinigen zunächst einmal nur der Varietät der Zistrose, wie sie im Hause Pandalis verwendet wird, die hervorragende Wirksamkeit.

## Cistus-Tabletten

Die beste Möglichkeit, um akut von der infektblockierenden Wirkung von Cistus incanus zu profitieren, ist das Lutschen von Cistus-Tabletten, denn nur dann kann garantiert werden, dass die Polyphenole dort ihre Wirkung entfalten, wo sie auch erforderlich ist: in Mund und Rachen. Dort dringen die Viren und Bakterien ein und können dann von den Polyphenolen auf rein biophysikalischem Wege unschädlich gemacht werden.

Auf das Immunsystem als solches hingegen hat der Zistrosenextrakt, egal welcher Herkunft, keinen unmittelbaren Einfluss, auch wenn immer wieder davon die Rede ist, Cistus incanus »aktiviere« oder »mobilisiere« das Immunsystem. Dies ist jedoch nicht der Fall, und das ist auch gut so, denn damit sind nach dem gegenwärtigen Wissensstand ungünstige Auswirkungen auf Therapien mit Immunsuppressiva, wie sie zum Beispiel bei Autoimmunerkrankungen oder Immunschwächeerkrankungen notwendig sind, ausgeschlossen. Anders gesprochen: Cistus mischt sich nicht aktiv in das Immunsystem ein und kann auch von Menschen verwendet werden, die ein instabiles oder aktuell geschwächtes Immunsystem haben, zum Beispiel nach einer Operation.

Die in Deutschland leider nicht erhältlichen Cystus 052® Infektblocker Tabletten werden daher gelutscht, damit sich die Schleimhäute ausreichend mit den Wirkstoffen von Cistus benetzen können.

In jeder Tablette ist der Extrakt aus rund 3000 mg frischen, ungetrockneten Cistuspflanzen der Varietät Cistus incanus ssp. Pandalis enthalten, die für den höchsten Gehalt aller bekannten Zistrosenarten an erregerhemmenden Inhaltsstoffen bekannt ist.

Diese Cystus 052®-Produkte sind im Übrigen nur in Apotheken erhältlich, um dem Verbraucher die Sicherheit zu geben, nur hochwertige Qualität zu sich zu nehmen.

## Cistus-Salbe und Cistus-Creme

Mittlerweile hat Dr. Pandalis damit begonnen, eine Produktlinie aufzubauen, in der Cystus 052® die Hauptrolle spielt und alle seine positiven Eigenschaften zur Geltung kommen können. Die Cystus® Bio Salbe enthält neben Mandelöl, Bienenwachs und Wasser den Extrakt von Cystus 052® und erleichtert so die traditionelle äußere Anwendung der Wirkstoffe von Cistus incanus, zum Beispiel bei geröteter und gereizter Haut. Auch bei spröden und rissigen Lippen hat sich die Salbe bewährt sowie zur Säuglingspflege. Da alle Rohstoffe aus kontrolliert biologischem Anbau stammen und die Zusammensetzung der Salbe sich auf nur wenige Komponenten konzentriert, ist sie für die besonders empfindliche Haut von Neurodermitikern und Allergikern geeignet und die ideale Basispflege. Zur Intensivpflege wird sie mindestens zweimal täglich dünn auf die betroffenen Hautstellen aufgetragen. Wenn es draußen kalt ist und die Haut trocken und rauh wird, kann die Salbe aber auch ohne Probleme häufiger angewendet werden.

Die Cystus®-Creme ist eine Pflegecreme für Gesicht und Körper, die gereizte und unreine Haut gut mit Feuchtigkeit versorgt und ihr hilft, sich zu regenerieren. Sie ist ein Allrounder, der sommers wie winters zum täglichen Einsatz kommen kann. Bei unreiner Haut empfiehlt es sich, vor dem Auftragen der Creme die Haut mit Cistus-Sud abzutupfen und an der Luft trocknen zu lassen.

Bei entzündeter Haut, Hämorrhoiden und allergischen Hautreaktionen hat sich auch folgende Vorgehensweise bewährt: Das Teekraut wird mit wenig heißem Wasser aufgekocht und dann in einem Mixer zu einem Brei verarbeitet. Die betroffenen Hautpartien werden damit bestrichen. Nach etwa zwanzig Minuten das Ganze abspülen. Im Anschluss kann noch etwas Cystus®-Creme aufgetragen werden.

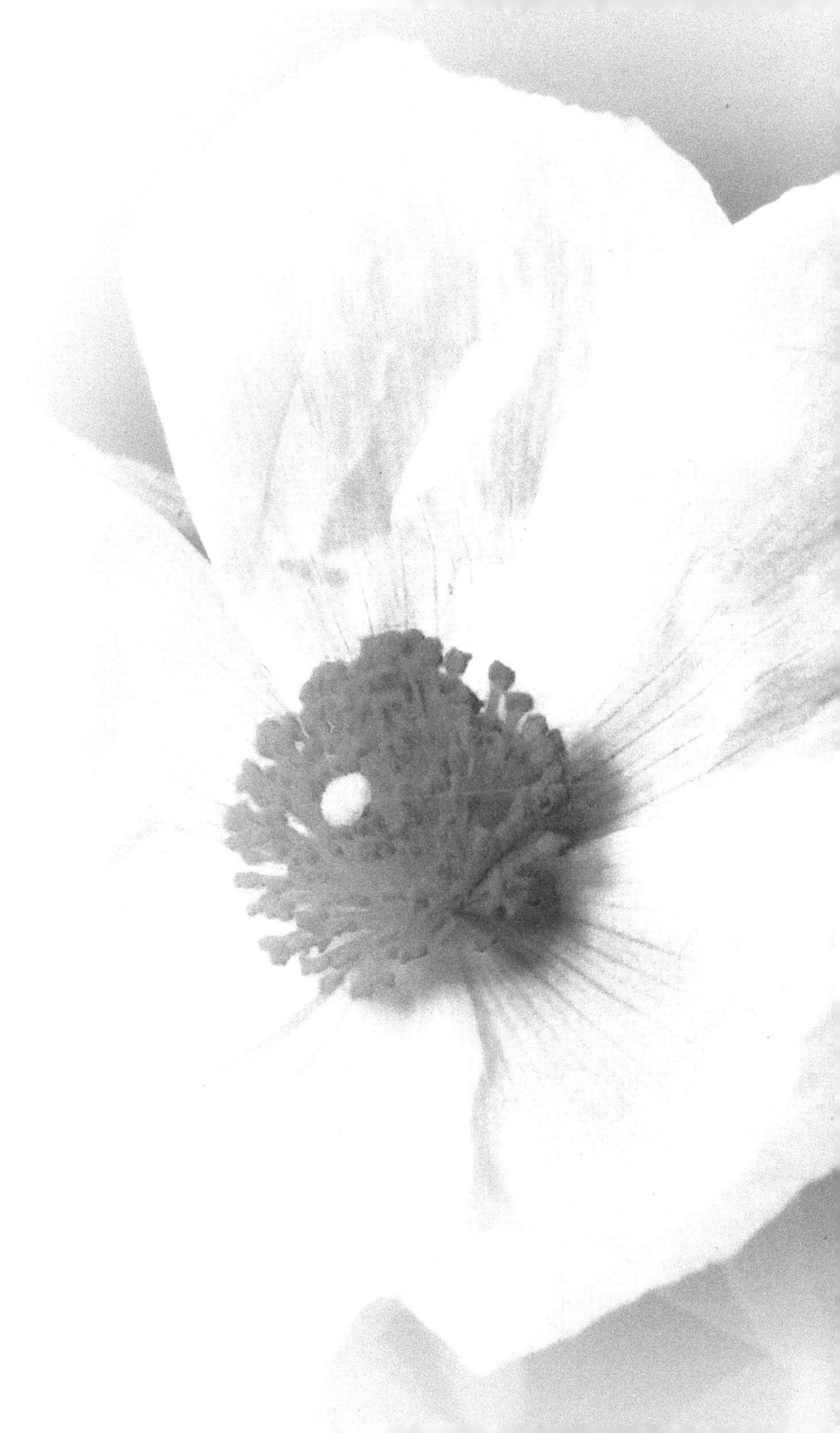

# Die Cistus-Story

Viele Leser dieses Buches mögen sich nun fragen: Warum um alles in der Welt haben sich die wunderbaren Erfolge dieser Pflanze nicht schon längst in der Medizin etabliert? Müsste jetzt nicht alles getan werden, um die Ergebnisse zu vertiefen und neue Forschungen in Gang zu setzen? Und warum stecken unsere Politiker unsere Steuergelder nicht in die Forschung der Möglichkeiten dieser Pflanze, sondern werfen Milliarden für teure Medikamente mit vielen Nebenwirkungen und unsicheren Erfolgsaussichten der Pharmaindustrie in den Rachen?

Teile der Antwort sind uns im Laufe der Berichte über die Forschung an Cistus incanus bereits begegnet. Da sind zum einen die Verträge, die die Politik an die Pharmariesen binden. Und die haben kein Interesse an alternativen Heilmethoden, sondern wollen in erster Linie ihre Produkte verkaufen – koste es, was es wolle, im Zweifel unsere Gesundheit. Aber es sind noch andere Instanzen aktiv. Schulmediziner lesen vielleicht über die Forschungen ihrer Kollegen zu Cistus und finden sie interessant – am Ende aber wird bei den meisten die Skepsis siegen, wenn sie nun glauben sollen, dass es ein pflanzliches Heilmittel gegen Grippe und andere Krankheiten gibt, das nicht einmal Nebenwirkungen hat. Naturheilkunde – das ist für viele eher ein Schimpfwort und hat mehr mit Esoterik zu tun als mit ernsthafter Medizin. Da Cistus nicht verschrieben werden kann und das Teekraut nicht einmal apothekenpflichtig ist, sehen sie sich auch nicht in der Pflicht, sich damit auseinanderzusetzen. Das sollen im Zweifel die Heilpraktiker tun. Wenn ein Schulmediziner um Rat gefragt wird, dann wird er der Devise folgen, die ihm schon zu Zeiten seines Studiums eingebläut wurde: Wahre Heilung kommt nur aus den Labors der Pharmaindustrie.

Die Pharmaindustrie hat am allerwenigsten Interesse daran, sich für ein Naturheilmittel stark zu machen. Nicht weil sie grundsätzlich nicht daran glaubt, dass es so eine effiziente Pflanze wie Cistus geben kann, sondern weil sie schlicht und ergreifend kein Geld damit verdienen kann. Natürlich hätten die Pharmamultis die nötigen Mittel, um die Forschungen an Cistus incanus und ähnlichen Pflanzen voranzutreiben und ihnen endlich den Status zu geben, den sie als moderne Heilpflanzen mit dem Potenzial, uns äußerst wirkungsvoll vor Grippe zu schützen, verdient hätten. Auch könnte die Pharmaindustrie sich bei den zuständigen Behörden und der Politik stark dafür machen, dass eine Pflanze wie Cistus als kostengünstige Alternative zu den chemischen Hämmern überhaupt in Erwägung gezogen wird. Doch warum sollte sie das tun, wenn sie kein Kapital daraus schlagen kann? Tatsache ist, dass auf eine wild wachsende Pflanze kein Patent angemeldet werden kann. Und ohne Patent gibt es kein alleiniges Vermarktungsrecht. Selbst wenn Cistus die Wunderpflanze schlechthin wäre – die Konzerne hätten kein Interesse an ihr, denn sie würden viel Geld in die Erforschung der Pflanze stecken, ohne jemals wirklich davon profitieren zu können. Denn: Die Ergebnisse der Forschungen wären im Gegensatz zu selbst entwickelten Stoffen nicht patentfähig. Damit könnte sich jeder andere Konzern sofort an die Produktion eigener Medikamente machen, ohne eigene Studien anstellen zu müssen.

Da die Politik am Tropf der Pharmalobby hängt, ist von den Entscheidern in diesem Lande auch nicht zu erwarten, dass von ihrer Seite neue Impulse in diese Richtung kommen. Wir sind also als mündige Bürger auf uns selbst angewiesen – und auf engagierte Ärzte, Wissenschaftler und Forscher, die es wagen, über den Tellerrand hinauszuschauen. Davon gibt es einige, wie wir bereits gesehen haben. Doch zugleich wurde deutlich, dass es ihnen nicht leicht gemacht wird und ihnen immer wieder Knüppel zwischen die Beine geworfen werden, wenn es darum geht, sich für eine Heilpflanze stark zu machen, die eine kleine Revolution in der medizinischen Landschaft auslösen könnte.

Davon kann Dr. Georgios Pandalis, der die Graubehaarte Zistrose in Deutschland populär gemacht hat und heute einer der engagiertesten Verfechter eines neuen Medizinverständnisses ist, ein Lied singen.

Ein Produkt wie Cystus 052®, das von Dr. Pandalis nach langen Jahren der Forschung auf den Markt gebracht wurde, muss der Pharmaindustrie ein Dorn im Auge sein. Immerhin fischt das Unternehmen Naturprodukte Dr. Pandalis GmbH & Co. KG des griechischen Biologen in Gewässern, die zuvor nur von den großen Pharmariesen ausgebeutet wurden. Cystus 052® wirkt zwar völlig anders und ist ein reines Naturprodukt, ist aber in den Augen der Konzerne nichts anderes als Konkurrenz. Entsprechend wird auf allen Wegen versucht, den Siegeszug von Cystus 052® zu unterbinden. Wie wir schon gesehen haben, verweigert man Forschern Zugang zu den eigenen Studien, verwirrt mit einer undurchsichtigen Informationspolitik und schreckt auch vor Verleumdungen nicht zurück. All dies konnte noch nicht wirklich fruchten, denn die Studien zu Cistus incanus sprechen ungeachtet dessen für sich.

Wenn man aber die Forschung nicht effizient genug blockieren kann, dann wird eben auf der Ebene der Vermarktung gekämpft. Dazu muss man wissen, dass Dr. Pandalis bis ins Jahr 2009 Cystus 052® neben der Darreichungsform als Teekraut auch als Medizinprodukte Cystus 052® Infektblocker Tabletten und Cystus 052® Gurgellösung auf den Markt gebracht hatte. Wichtig: Die beiden Produkte sind keine Arzneimittel – sondern eben Medizinprodukte. Um den im Folgenden dargestellten Rechtsstreit zu verstehen, muss man wissen, was in Deutschland unter einem Medizinprodukt verstanden wird.

Als Medizinprodukt wird ein Gegenstand oder auch eine Substanz bezeichnet, deren Hauptwirksamkeit im Gegensatz zu einem Arzneimittel nicht auf pharmakologischen, metabolischen oder immunologischen Effekten basiert, sondern auf physikalischer oder physikalisch-chemischer Basis geschieht, und die daher nicht nach dem Arzneimittelrecht der besonderen Zulassung bedarf. Typische Beispiele für solche Medizinprodukte sind einerseits mechanische Instrumente wie Gehhilfen, Rollstühle, Pflegebetten, aber auch Stützstrümpfe, Verbandmittel, Ultraschallgeräte, Beatmungsgeräte, Hörgeräte, Kondome und Kontaktlinsen. Auch Herzkatheter, künstliche Hüftgelenke, Zahnkronen und Brustimplantate gehören in die Gruppe der Medizinprodukte. Dabei werden, je nach Bewertung des Risikos bei der Anwendung eines dieser Hilfsmittel, fünf Risikoklassen unterschieden.

Als Arzneimittel hingegen werden Produkte bezeichnet, die zur Heilung und Verhütung von Krankheiten eingesetzt werden und dabei über den Stoffwechsel, das Immunsystem oder auf der Grundlage einer anderen chemischen Wechselwirkung auf den Organismus einwirken. Solche Arzneimittel sind zulassungspflichtig, das heißt, sie bedürfen eines langwierigen und sehr kostenintensiven Zulassungsverfahrens.

Da die Wirkung der Polyphenole aus der Zistrose in Cystus 052® darin besteht, sich an Bakterien und Viren anzulagern und sie so daran zu hindern, in Körperzellen einzudringen, handelt es sich um eine vorrangig physikalische Wirksamkeit des Präparats. Konsequenterweise stufte die Firma Dr. Pandalis Cystus 052®, sowohl in Tablettenform als auch als Gurgellösung, als nicht zulassungspflichtiges Medizinprodukt der ersten Klasse ein.

Im Februar 2008 stellte das BfArM (Bundesinstitut für Arzneimittel und Medizinprodukte) allerdings fest, dass es sich bei den beiden Produkten um zulassungspflichtige Arzneimittel handelt. Eine entsprechende Bitte um Entscheidung, ob die Präparate der Zulassungspflicht gemäß dem Arzneimittelgesetz unterliegen, war zuvor vom zuständigen Gewerbeaufsichtsamt in Osnabrück an das BfArM gerichtet worden. Dagegen hatte Dr. Pandalis im Juli desselben Jahres Klage vor dem Kölner Verwaltungsgericht erhoben und erzielte so eine aufschiebende Wirkung. Sowohl die Tabletten als auch die Gurgellösung durften weiterhin im Zuge des schwebenden Verfahrens als Medizinprodukt vertrieben werden.

Am 31. Juli 2009 verschickte das BfArM eine Presseverlautbarung, aus der zu entnehmen war, dass das in Deutschland legitim in Verkehr gebrachte, antiviral hochwirksame Medizinprodukt Cystus 052 Infektblocker® Tabletten ein fragwürdiges Arzneimittel sei und stellte es auf eine Stufe mit den dubiosen und wirkungslosen Arzneimittelplagiaten, die auf dem Höhepunkt der Schweinegrippe-Hysterie im Internet kursierten. Umgehend beantragte Dr. Pandalis eine einstweilige Anordnung auf Unterlassung der Äußerung, denn die Tabletten waren zu diesem Zeitpunkt immer noch zugelassene Medizinprodukte, woraufhin die Behörde erst einmal einen ersten Rückzieher machte und die unwahren Aussagen wegstrich. Zu einer offiziellen Gegendarstellung seitens der Behörde kam es jedoch nicht. Der Imageschaden durch die juristisch völlig unhaltbare und sachlich durch nichts zu rechtfertigende Verleumdung war jedoch geschehen, zumal das Vorgehen des Amtes in keiner Weise der international akzeptierten Forderung der Weltgesundheitsorganisation WHO entsprach, im Kampf gegen die drohenden Gefahren der Influenza-Pandemie alle auch alternativen Prophylaxe- und Therapie-Optionen zu berücksichtigen. »Ich hoffe, dass mit diesem gegen die Bundesoberbehörde BfArM gewonnenen Verfahren«, teilte Dr. Pandalis in einer Pressemitteilung mit, »die lange Kette von substanzlosen Angriffen bestimmter Interessensgruppen auf unser Präparat endlich beendet ist«.

Im November 2009 gab das Verwaltungsgericht Köln jedoch der Behörde Recht: Cystus 052® Infektblocker Tabletten und Cystus 052® Gurgellösung sind zulassungspflichtige Arzneimittel. Dabei spielte es nach Ansicht des Gerichts keine Rolle, ob Cystus 052® ausschließlich auf rein physikalischem Wege wirke oder eventuell eben doch von einer pharmakologischen Wirkung auszugehen sei. Der Verdacht alleine genügt, um die sogenannte »Zweifelsfallregelung« geltend zu machen: Treffen sowohl die Definition für Arzneimittel als auch die von Medizinprodukten auf ein Präparat zu, ist dieses nach dem Arzneimittelgesetz als Arzneimittel einzustufen.

Damit konnte der weitere Vertrieb der beiden Produkte in Deutschland untersagt werden. Seit Mitte März 2010 sind die Medizinprodukte Cystus 052 Infektblocker® Tabletten und Cystus 052® Gurgellösung in Deutschland nicht mehr verkehrsfähig und dürfen nicht mehr verkauft werden. Damit wird es Bürgerinnen und Bürgern erschwert, sich eigenständig gegen Grippeepidemien wirksam zu schützen. Zudem entsteht eine paradoxe Situation: Durch die Kategorisierung der Tabletten und der Gurgellösung als Arzneimittel muss nun die notwendige Zulassung mit dem Beleg der pharmakologischen Wirkungsweise begründet werden. Diese aber kann gerade nicht erbracht werden, da ja die Wirkungsweise auf der physikalischen Blockadewirkung des Pflanzenextraktes beruht.

Da das Oberverwaltungsgericht in Nordrhein-Westfalen eine Berufung gegen das Urteil des Verwaltungsgerichts Köln abgelehnt hat, bleibt dem Hersteller nur mehr der Weg zum Europäischen Gerichtshof, um den Rechtsirrtum des OVG NRW gerichtlich prüfen zu lassen.

Die ganze Geschichte ist abstrus und mehr als obskur. Niemals wurden dem BfArM irgendwelche Sicherheitsprobleme bei der Anwendung von Cystus 052® gemeldet, noch stand je die Effektivität zur Debatte. Offenkundig ging es nur darum, das Mittel aus dem Verkehr zu ziehen. Weil es sich als ernstzunehmende Konkurrenz der Pharmaprodukte herausgestellt hatte? Weil es mündigen Bürgerinnen und Bürgern die Möglichkeit gibt, sich gegen Chemie und für ein Naturprodukt zu entscheiden?

Tatsache ist, dass dem deutschen Markt ein mit Wirkungsnachweisen und klinischen Prüfungen belegtes, hochwirksames Produkt zur Abwehr viraler und bakterieller Infektionen der oberen Atemwege entzogen wurde. In der Schweiz und in Österreich sind beide Produkte übrigens noch erhältlich.

Cystus 052® Bio Halspastillen ist jedoch ein Produkt auf dem Markt, dessen Rezeptur der von Cystus 052® Infektblocker Tabletten entspricht. Dies ist insofern zulässig, als sich die Entscheidung des Verwaltungsgerichts Köln auf die werbliche Darstellung bezieht, also auf die Tatsache, auf welche Wirkungen hin das Produkt beworben wurde, ungeachtet dessen, ob sie diese Funktion nun erfüllen oder nicht. Demgemäß handelt es sich laut Gerichtsbeschluss um sogenannte Präsentationsarzneimittel. Dies macht es möglich, Tabletten mit einer gleichen Rezeptur auf dem Markt zu platzieren, solange nicht für eine arzneiliche Wirkung geworben wird. Die Cystus 052® Bio Halspastillen sind nun schon seit einigen Jahren auf dem Markt und werden als Lebensmittel eingestuft. Daher sind sie nicht vom Urteil des Oberverwaltungsgerichts Nordrhein-Westfalen betroffen.

Das ist natürlich ein Dorn im Auge der zuständigen Behörden. Schon prüft das zuständige Staatliche Gewerbeaufsichtsamt Oldenburg, ob es sich bei Cystus 052® Bio Halspastillen nicht doch auch um ein Funktionsarzneimittel handelt, also eines, das auch aufgrund seiner pharmakologischen Wirkung als echtes Arzneimittel einzustufen sei. Dann wäre das Inverkehrbringen als Lebensmittel zu untersagen. Ein Gutes hätte das Ganze am Ende vielleicht: Das Gericht müsste sich dann noch einmal damit auseinandersetzen, ob Cystus 052® tatsächlich nur eine rein physikalische Wirkung hat oder doch pharmakologisch wirkt …

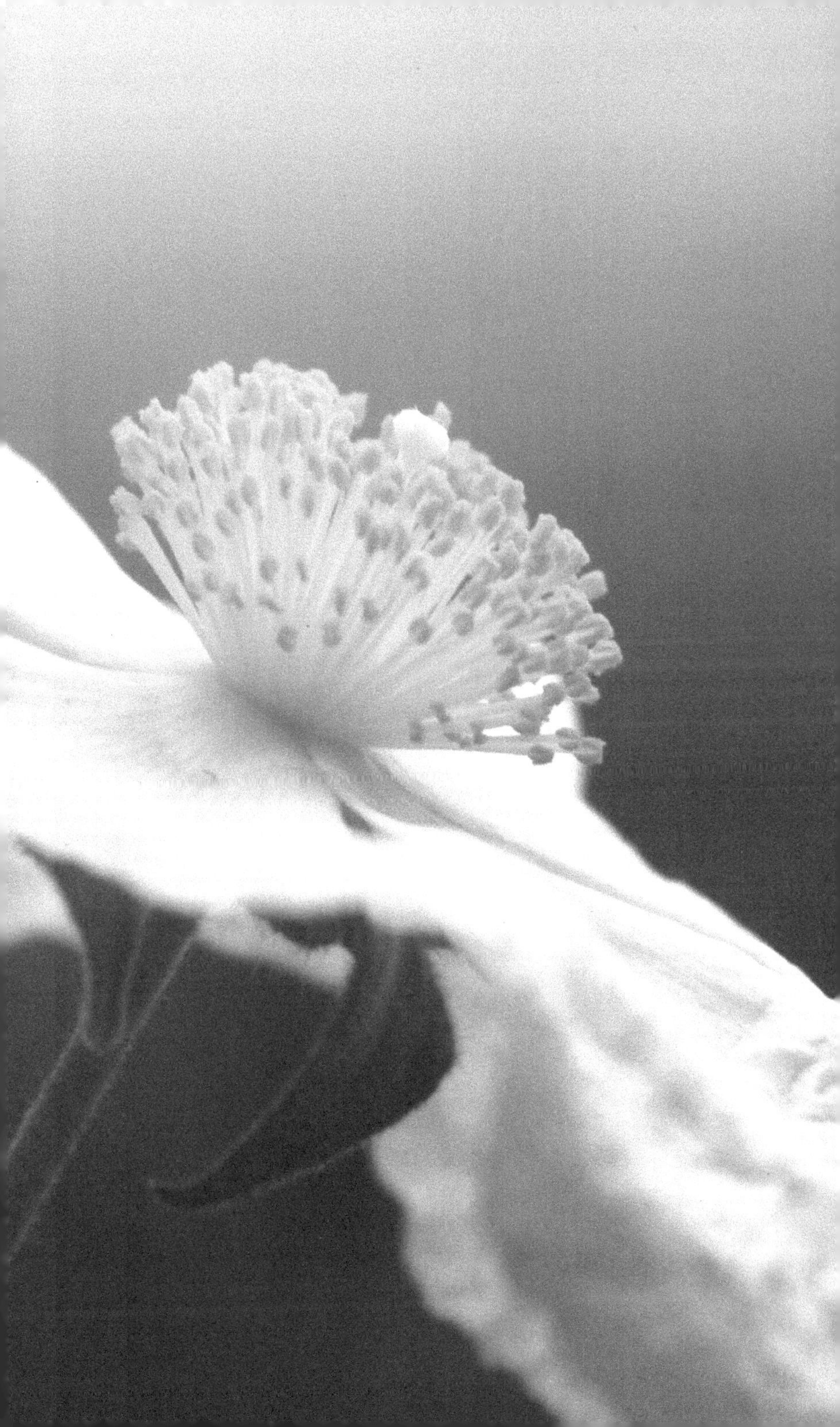

# Quellenverzeichnis

## Bücher

Guddat, Falk: *Cistus incanus: Natürlich gegen die Grippe.* BoD 2006

Harnisch, Günter: *Cystus: Gesundheit und Schönheit aus der griechischen Wildpflanze.* Bietigheim-Bissingen 2010

## Artikel

Gabele, Heiner: »Die Zistrose – eine alte Heilpflanze« in: *Physiotherapie* Nr. 4. 2008, Seite 28–31. Dort zahlreiche Hinweise auf weiterführende Publikationen.

Hilkmann, Klaus: »Lutschen gegen die Vogelgrippe«, 22. Januar 2006. *www.spiegel.de/wissenschaft/mensch/0,1518,396403,00.html*

Elger, Katrin u. A.: Chronik einer Hysterie. *DER SPIEGEL* 10/2010

Heinen, Nike: »Die Tamiflu-Lüge«, 17. Dezember 2010. *www.sueddeutsche.de/wissen/kampf-gegen-die-grippe-die-tamiflu-luege-1.1037400*

## Internet-Ressourcen

*www.pandalis.de*
Internetseite der Naturprodukte Dr. Pandalis GmbH & Co. KG mit Informationen zu den Produkten mit Cystus052®

*www.urheimische-notizen.de*
Serviceportal von Dr. Pandalis Naturprodukte mit Artikeln rund um kritische Gesundheitsfragen

*www.deutsche-apotheker-zeitung.de*
Internetportal der *Deutschen Apotheker Zeitung* mit kritischen Stellungnahmen zu Cistus

*www.zmbe.uni-muenster.de*
Internetseite des Zentrum für Molekularbiologie der Entzündung. Dort Berichte über Forschungen mit Cystus052®.